U0711887

脑卒中

中医治疗与康复训练

魏玉香 邱龙 丁涛 编著

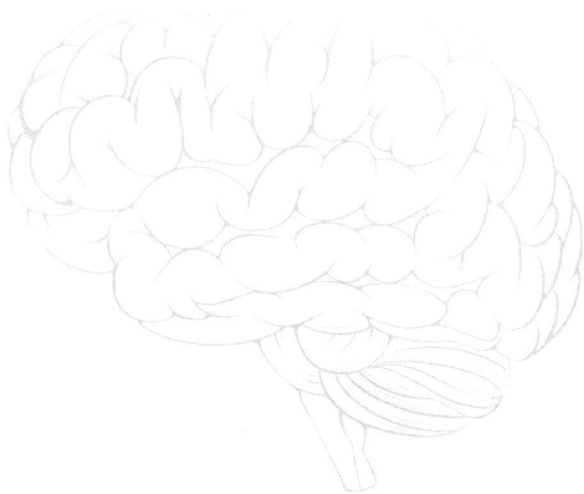

全国百佳图书出版单位

中国中医药出版社

· 北京 ·

图书在版编目（CIP）数据

脑卒中中医治疗与康复训练 / 魏玉香，邱龙，丁涛
编著 . -- 北京：中国中医药出版社，2025. 5.
ISBN 978-7-5132-9390-7

Ⅰ. R277.73；R743.09

中国国家版本馆 CIP 数据核字第 2025RE2128 号

中国中医药出版社出版

北京经济技术开发区科创十三街 31 号院二区 8 号楼
邮政编码　100176
传真　010-64405721
廊坊市佳艺印务有限公司印刷
各地新华书店经销

开本 710×1000　1/16　印张 12　字数 222 千字
2025 年 5 月第 1 版　2025 年 5 月第 1 次印刷
书号　ISBN 978 - 7 - 5132 - 9390 - 7

定价　50.00 元
网址　www.cptcm.com

服 务 热 线　010-64405510
购 书 热 线　010-89535836
维 权 打 假　010-64405753

微信服务号　zgzyycbs
微商城网址　https://kdt.im/LIdUGr
官 方 微 博　http://e.weibo.com/cptcm
天猫旗舰店网址　https://zgzyycbs.tmall.com

序 言

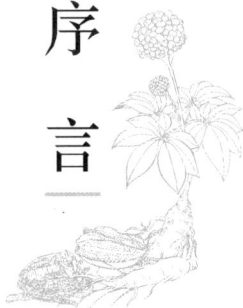

　　脑卒中具有高发病率、高死亡率、高复发率、高致残率的特点，是我国死亡率排在首位的疾病，临床上致残率达 75%，给国家、社会、家庭带来沉重的负担。中医针灸在几千年的发展历史中积累了丰富的经验，结合现代康复训练，可以减轻功能上的"残疾"。

　　魏玉香同志不仅医术高明，且医德高尚。在其 50 多年的职业生涯中，以爱心、耐心、细心、同情心，全心全意服务于患者。魏玉香自幼酷爱中医，是世医之家的第六代传人，她 14 岁便步入从医之路，中药、银针陪伴她成长。当面对大量的脑卒中患者被疾病折磨得生不如死的场面时，她看在眼里，急在心里，痛下决心，用毕生的精力学习和研究脑卒中的治疗方法。她经过多年的努力，挖掘、整理敦煌医学；用四天庭、四神聪治疗脑病在临床上大显身手；利用敦煌的秘方和《灸经图》的特殊穴位创造出敦煌《灸经图》药灸康复技术；中风失语是该病治疗的难题，她利用祖传六代的四舌针经过临床研究对治疗失语症取得较好的效果。"针灸治疗中风失语技术""基于敦煌《灸经图》药灸康复技术"两项技术均被国家卫生健康委员会列为传承项目之一。她还研究出肘三针、三阳穴；利用针刺膀胱经等穴改善肢体运动功能障碍；并结合物理治疗（PT）、作业治疗（OT）、语言治疗（ST）等技术改善脑卒中偏瘫运动障碍、吞咽功能障碍、语言功能障碍等。她经过 50 多年的实践经验总结，写出《脑卒中中医治疗与康复训练》一书，服务于医务人员、中医爱好者及广大患者。

　　魏玉香同志是第三批甘肃省名中医，甘肃省针灸学会副会长，甘肃省中医针灸康复重点学科带头人，甘肃省针灸康复专业委员会主任委员，甘肃省第五批老中医药专家学术经验继承工作指导老师。她发表 SCI 论文及国内核心期刊论文 10 余篇，出版了《常见脑病的中医治疗与康复》等 5 部专著，参编了 4 部著作，参与了国家级科研项目 2 项，主持完成了省级科研项目 9 项（获省长基金 1 项），获中国民族医药学会科学技术奖三等奖 1 项，甘肃省康复医学科技进步奖一等奖 2 项、三等奖 2 项。

《脑卒中中医治疗与康复训练》是其最新完成的著作，集中医研究、临床与康复训练相结合的作品，读来趣味横生，爱不释手。

北京中医药大学副校长 刘存志

2025 年 1 月

前言

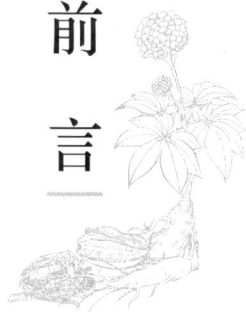

2024年，中国卒中学会发布的流行病学调查数据表明，我国现有脑卒中患者1494万人，每年新发卒中330万人，每年因卒中死亡154万人，卒中存活者中约有80%留有不同程度的残疾。《中国脑卒中防治报告（2023）》指出，我国40岁及以上人群脑卒中患者人数达1242万，且发病人群呈年轻化，幸存者中约75%丧失劳动能力、40%严重残疾。脑卒中是发病率、死亡率、致残率和复发率都很高的疾病，在我国居民死亡率中居首位。

本病起病急且病情进展迅速，可导致肢体瘫痪、吞咽困难、认知障碍等，严重威胁着居民的生命健康和生活质量。患者及其家庭因此遭受巨大的经济损失，也给社会发展带来了巨大的负担。可以说，脑卒中是威胁居民健康生活的"头号杀手"。

找出早预防、操作简单、见效快的方法，提高我国居民健康生活质量，降低脑卒中的发病率，是我们医务工作者的神圣职责。

我的一个好朋友，在三尺讲台工作了30多年，培养了50多名博士、硕士研究生，却因脑出血倒在讲台上，经医院抢救脱险，但遗留语言障碍、右半身瘫痪。我查房时，他以泪洗面，歪歪扭扭地写下了"生不如死"几个字，这几个字就像无数根针刺着我的心脏。作为医者，我惭愧而无言，于是痛下决心研究此病。经过50多年的临床研究，我挖掘了敦煌医学四天庭、背俞穴药灸疗法，贡献了家传七代四舌针治疗中风失语的经验，总结出痿证取小肠经、三焦经、膀胱经、胆经等治疗经验。

我们师徒三人均在康复一线工作多年，我的徒弟邱龙、丁涛都是康复医学专业的研究生，他们既有中西医理论基础，又有扎实的康复医学知识，而且在临床上打磨出熟练的康复技术，对脑卒中的治疗颇有心得。我们在现代中西医治疗脑卒中的基础上，结合传统中医药和针灸治疗的优势，将现代康复理论与传统中医理论相结合，以三重治疗方法来提高脑卒中的康复疗效，更好地服务患者。经过多年思考及反复临床实践，并征求多位专家的意见和建议，我们终于将这些经验整理为《脑卒中中医治疗与康复训练》一书，希望本书能成为中医针灸医师和神经康复师的参考读物或了解脑卒中康复的入门读物。

在编写过程中，内蒙古民族大学附属医院王志强、王秀秀、韩玉慧、安泰举等同志给予了大力支持，在此表示感谢！

魏玉香

2025 年 1 月于北京

脑卒中中医治疗与康复训练

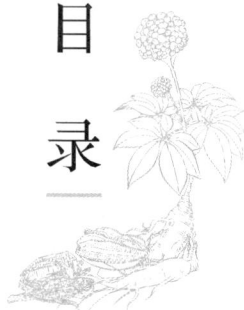

目 录

上篇　基　础　篇

脑卒中中医治疗与康复训练

下篇 临 床 篇

上篇　基础篇

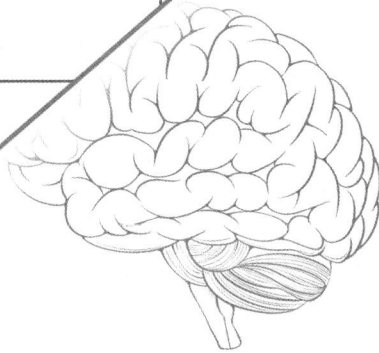

第一章

中医学对脑的认识

第一节　脑的中医基础理论

一、脑的生理解剖

脑的解剖位置在颅内，由髓汇合而成。《素问·五脏生成》曰："诸髓者，皆属于脑。"《灵枢·海论》云："脑为髓之海，其输上在于其盖，下在风府。"

中医学以抽象而朴素的观点对脑的内部结构进行了形象地描述，认为脑内有九宫。五代时内丹家烟萝子曾作图说明其内部结构，详细描述了现代解剖学认为的颅内部结构（延脑、脑桥、中脑、小脑、间脑、脑室等）。《黄庭内景玉经注》言："眉间却入三分为双丹田，入骨际三分为台阙，左青房，右紫户……眉间却入一寸为明堂……却入二寸为洞房……却入三寸为丹田，亦名泥丸宫……却入四寸为流珠宫……却入五寸为玉帝宫……明堂上一寸为天庭宫……洞房上一寸为极真宫……丹田直上一寸为丹玄宫……流珠上二寸为太皇宫。"九宫各有神居之。

《颅囟经》记载："元真在头，曰泥丸，总众神也。""泥丸"描述了脑组织柔软的特性。《黄庭内景经·至道章》认为"泥丸百节皆有神""脑神精根字泥丸""一面之神宗泥丸"。这里的"泥丸"指"头有九宫……中间一宫……又曰黄庭……乃元神所住之宫"（《金丹正理》）。梁丘子注："脑中丹田，百神之主。"意思是说，九宫之中泥丸最为重要。"头有九宫，脑有九瓣"，实际上已勾画出脑的沟回。泥丸乃一身之祖窍，诸阳之会，万神汇集之都。《修真十书》认为，泥丸为天脑，"天脑者，一身之宗，百神之会，道合太玄，故曰泥丸"。泥丸为脑之中心，是全身精髓的解剖位置。《灵枢·骨度》对成人头围的描述，经现代测算是符合实际情况的。《黄庭内景经》中对"泥丸""九宫""百节"等的描述，具有独特的理论价值和临床指导意义。

二、脑髓生成

脑为髓之海，脑髓是脑发挥作用的物质基础，可通过三种途径生成：一是由先天之精所化生。《黄帝内经》中指出，脑髓禀受父母先天之精而形成。父母生殖之精结合而凝成胚胎，其胚由精始，胎由精成。胚胎形成，脑髓始生。《灵枢·经脉》云："人始生，先成精，精成而脑髓生。"二是由水谷精微化生。《黄帝内经》还认识到，脑髓的增长要靠后天水谷精微的不断滋养和充实。《灵枢·五癃津液别》云："五谷之津液，和合而为膏者，内渗入骨空，补益脑髓。"故脑髓由先天之精所化生，又得后天水谷的补充和肾精的转化，以保持其充满。三是脏腑之精化髓充脑。《素问·上古天真论》曰："肾者主水，受五脏六腑之精而藏之。"肾藏精，精生髓，髓能充脑以补益脑髓，故肾精的盛衰，直接影响着脑髓的盈亏。若肾精不足，不仅脑失其养，而且生殖功能下降，在胚胎发育中，脑髓的化生也较迟缓，易出现新生儿脑发育不良、小儿脑瘫、精神发育迟滞等疾患。

三、脑的生理功能

脑是人体全部精神意识、思维活动的物质基础，是精神作用的控制系统，是精神意识活动的枢纽。《素问·脉要精微论》曰："头者，精明之府。"《类经》认为，五脏六腑之精气，皆上升于头，多以成七窍之用，故为精明之府。说明脑主神明，为精神、意识、思维、聪明之府，人体精神意识、思维活动藏之于脑，从脑发出，以认识世界，维持人体与自然、社会相对稳定的状态，和调情绪。头为诸阳之会，十二经之阳汇聚于头，五脏六腑之清阳也汇聚于头脑，故唐代孙思邈曰："头者，身之元首，人神之所法，气口精明，三百六十五络，皆上归于头。头者，诸阳之会也。"清代张石顽的《张氏医通》中也说："头者，天之象，阳之分也。六腑清阳之气，五脏精华之血，皆朝会于高巅。"

"头多独也"，阳气之所聚，故一身清窍在上。脑主神明，是机体行为，是情志的物质基础,"神、魂、魄、意、志"为脑的生理功能,"喜、怒、哀、乐"均是代表头颅的符号,亦说明在这些汉字诞生之前,古人已认识到头脑与神明活动的关系了。

1. 脑主思维

思维是人体精神活动的一部分,包括认识事物并分析事物,对事物有喜、怒、悲、恐、忧、思、惊的反应,并通过自身进行调节,分析、决断、情绪、情感、联想等精神活动体现了思维功能。脑认识外界事物,并将各种认识进行记忆、综合与分析而作出决断,这种功能叫"思维",思维表现于外的就是"智力",这是人脑特有的生理功能。

2. 脑主记忆

脑主记忆的功能,通过髓来实现。髓海充足,则记忆牢固;髓海不足,则记忆力减弱。王清任指出:"小儿无记性者,脑髓未满;高年无记性者,脑髓渐空。"脑乃髓汇集之处,藏而不泻,并靠后天肾精及气血的转化予以补充、濡养,藏则充满而保持脑的正常功能,泻则不足而发为病态。正如汪昂在《本草备要》中所言:"吾乡金正希先生尝语余曰:人之记忆,皆在脑中。小儿善忘者,脑未满也。老人健忘者,脑渐空也。"一般认为,记忆力多归于肾,若记忆力差,则为肾精不足。

3. 脑主感觉认知

《灵枢·邪气脏腑病形》中说:"十二经脉,三百六十五络,其血气皆上于面而走空窍。"通过头面官窍,脑与全身经脉相互联系。认知功能,就是人体通过眼、耳、鼻、舌等各种感官及经络感受外界事物的各种刺激,然后反映到脑部进行识别,再做出相应的应答。

4. 脑主运动

脑与运动有着密切的关系,肢体之轻劲有力或懈怠安卧皆由髓海充足与否来决定。如《灵枢·海论》所说:"髓海有余,则轻劲多力,自过其度,髓海不足……胫酸眩冒,目无所见,懈怠安卧。"脑与肢体运动,与忆、视、听、嗅、言等感官功能,以及一切精神活动都有密切的关系。运动分为随意(如发音、动眼、吞咽及全身各处的自主活动等)和不随意(如心跳、呼吸等)两种。运动动作的调控在脑(或脊髓),通过五脏与经络去驱动有关的结构而完成。临床上常看到一些大脑发育不良的儿童,中医称为"五迟",部分儿童长至两三岁尚不能行走,这就是由于脑髓不充所致。另外,脑或脊髓病损,则可出现抽搐、震颤、麻痹、瘫痪等运动功能失常的症状,这就是"脑主运动"很好的证明。

5. 脑主五志

五志指喜、怒、思、忧、恐五种情志。《素问·天元纪大论》云："天有五行御五位，以生寒暑燥湿风；人有五脏化五气，以生喜怒思忧恐。"脑主五脏之神而统五志。《灵枢·本神》所指的神、魂、意、志、思、虑等，主要是指感知、记忆、思维、想象、意志等过程；五志是指情感过程，喜清恶浊、喜盈恶亏、喜静恶扰，亦称为"七情"，分属五脏。五志的表露反映五神的变化，情志正常，五脏才能正常气化。反之，情志太过或不及，都可导致脑病和五脏六腑不和的病变。《素问·调经论》中说："志意通，内连骨髓。"脑藏元神，统志意，主持人的情感、意识、思维活动，一旦脑失所养，或邪犯于脑，使元神散乱，则可引起神志不清、思维错乱、言语无序、行为失常等症。

第二节 中医典籍中关于脑卒中的论述

一、中医认识脑卒中的历史沿革

1. 秦汉时期

脑卒中，又称"中风"，并且有"偏枯""风痱""大厥""仆击""薄厥"等多种称谓。从古代文献角度分析中医对中风的认识，关于中风，不同历史时期的认识有所不同。先秦时期的"中风"指外感重病，而非偏瘫失语等症状。我国现存最早的医学著作《黄帝内经》认为中风是风邪作用于人所导致的病症，《素问·通评虚实论》中提到五脏中风，认为它是因风邪导致的脏腑病症，《素问·风论》中还详细描写了五脏风的病理和症状特征，而这在当时虽然也被称为风病，但跟现代医学上的中风显然不是一个概念。

东汉张仲景《伤寒杂病论》中的"中风"包括太阳病和中风两项内容，开始有中经脉、中脏腑的病位诊断，并因此影响后世对中风病的诊断、辨证和治疗。《金匮要略·中风历节病脉证并治》中记载："夫风之为病，当半身不遂，或但臂不遂者，此为痹。脉微而数，中风使然……邪气反缓，正气即急，正气引邪，喝僻不遂。邪在于络，肌肤不仁；邪在于经，即重不胜；邪入于腑，即不识人；邪入于脏，舌即难言，口吐涎。"《中藏经·风中有五生死论》提到："心脾俱中风，则舌强不能言者也。肝肾俱中风，则手足不遂也。"这些中风症状的描述已经和现在意义上的脑血管疾病吻合，但对于中风的诊断仍然继承了先秦医学的观点，把脏腑疾病也纳入中风范畴，但较先秦有所发展。

2. 隋唐时期

隋唐时期，医家在临床表现上关于中风病症的认识有所发展，隋代巢元方《诸病源候论·风病诸候》中对于中风症状的描述，有口不能言（风舌强不得语候）、偏壅（风偏枯候、偏风候）、半身不遂（风半身不随候、风湿痹身体手足不随候）等，这把脑血管引起的半身不遂和语言功能受损纳入中风病症范畴，使得中风疾病的诊断更为准确。

在治疗方法上，隋唐时期中风理论也有所发展，开始注重康复训练的重要性（导引法和北帝曲折法）。《诸病源候论》中把导引法作为治疗中风的方法并给予了论证，巢元方记载的导引法治疗中风方法有16条之多，如"一足踏地，足不动，一足向侧相，转身欹势，并手尽急回，左右迭乎二七，去脊风冷，偏枯不通润"等。巢元方还将导引之法用于中风痉挛期康复的治疗，如"手前后递互拓，极势三七，手掌向下，头底面心，气向下至涌泉、仓门，却努一时取势，散气放纵，身气平，头动，髆前后欹侧，柔髆二七，去髆井冷血，筋急，渐渐如消"。

唐代孙思邈《备急千金要方·论杂风状》中描写的中风的症状已经和现代医学的中风十分相似，"中风大法有四：一曰偏枯，二曰风痱，三曰风懿，四曰风痹……偏枯者，半身不遂……风痱者，身无痛，四肢不收……风懿者，奄忽不知人"。陶弘景《真诰·卷十》中提到的风痹不授的症状和现代医学中风软瘫期的症状十分吻合，对于此症的治疗，书中主张应用"北帝曲折法"，这是一种运用了道家阴阳五行思想、以关节被动运动为主的运动疗法，在之前的中风治疗中是没有的。

隋唐时期"中风"主要指因风邪导致的外感重症，对于中风的认识，比秦汉时期前进了一大步，但对于病因的认识还是局限于外来原因，认为中风是由风邪侵害心脾等脏而导致手足运动功能受影响和语言功能受损的疾病。这显示出一方面对于病症外在现象的判断隋唐时期要比前代更加准确，但另一方面对病因的认识仍然没有摆脱外感致病的范畴。

3. 宋金元时期

宋代《政和圣济总录》记载的中风方剂确有部分方剂的主治涉及今之中风，这说明在中风治疗用药方面，宋代相对之前有了进一步的发展。宋人在中风病因的理解上还是继承了以前的外因学说，在辨证论治方面指出中风治疗应分不同情况，如按照风、寒、湿、热、暑来治疗，治疗方式应进一步地研究。而对于中风证候的描述显示出宋人注意到中风跟骤然寒热有关，这和现代医学上脑血管受温度变化影响而触发中风的情况吻合。并且宋代对中风病因的认识比以前有所进步。《严氏济生方·中风候》中提到："中风在伤寒之上，为病急卒……或因喜怒，或因忧思，或因惊恐，或饮食不节，或劳役过伤，遂致真气先虚，荣卫失度，腠理空疏，邪气乘虚而入。及其感也，为半身不遂，肌肉疼痛，痰涎壅塞，口眼㖞斜，偏废不仁，神智昏乱，为舌强不语，顽痹不知，精神恍惚，惊惕恐怖，或自汗恶风，筋脉挛急，变证多端。"对中风病因病机的论述又有发展，既有外因致病的观点，又认为中风病源于内因，如患者情绪和体质等，另外，采取"调气"方法治疗是中风理论的一大创新。

金元时期对中风证候的认识更为准确，把偏瘫、四肢无力、半身不遂、暴死等均归为中风范畴。传统的续命汤之类，至今为临床常用方。金元时期对病因也有新的认识，刘完素认为中风是"心火暴甚"所导致，李杲认为中风产生的原因是"正气自虚"，朱震亨主张中风是"湿痰生热"所致，这些对于病因的认识都把关注点放在内因上，因此"内风"理论在这一时期开始立论，这是中风病因学在金元时期的重大发展，对后世产生了深远的影响。

4. 明清时期

明清时期主要研究内因学说，将脑部作为中风病理研究和治疗的主要对象。王安道结合诸多医家观点，提出"真中风""类中风"的概念，把外感风邪入中导致的中风称为真中风，把因火、因气、因痰等内因导致的中风称为类中风。《医宗必读》记载了中风的脱绝之症，"凡中风昏倒……若口开心绝，手撒脾绝，眼合肝绝，遗尿肾绝，声如鼾肺绝，即脱证。更有吐沫直视，肉脱筋骨痛，发直，摇头上窜，面赤如妆，汗出如珠，皆脱绝之证。"沈芊绿《沈氏尊生书》提到："其有痿痹瘫痪顽麻，或因痰而中，或因火而中，或因暑而中，或因湿而中，或因寒而中，或因虚而中，或因气而中，或因恶而中，虽所中之因不一，皆为类中风。"

同时，对于以往中风理论，清代程国彭《医学心悟·中风门》中指出："中风者，真中风也。有中腑、中脏、中血脉之殊。中腑者，中在表也，外有六经之形证……中脏者，中在里也，其人眩仆昏冒，不醒人事……宜分脏腑寒热而治之……为热风，多见闭证……为寒风，多见脱证……中血脉者，中在经络之中也，其症口眼㖞斜，半身不遂是也。"这跟《黄帝内经》中对于中风的中脏、中腑的概念有所不同，在现代多指晕厥等症。

5. 现代中医对脑卒中的认识

1992年，全国中医脑病学术研讨会上指出：中医上的中风病（卒中、内中风）对应于现代医学理论上的急性脑血管病。国家中医药管理局于1994年发布了《中风病辨证诊断标准》，其中把中风病分为气虚证、血瘀证、阴虚阳

六、痰证、风证、火热证六大证候。同年，由国家中医药管理局出版发行的《中医内科病证诊断疗效标准》对于中风症状的描述是"中风是由于气血逆乱，导致脑脉痹阻或血溢于脑。以昏仆、半身不遂、肢麻、舌謇等为主要临床表现，属脑血管病范畴"。强调了中医病因（气血逆乱）、病机（脑脉痹阻或血溢于脑）和临床表现。该中风病症的定义后来为我国中医学界广泛接受。后王维治教授主编的全国高等医药院校教材《神经病学》第四版把脑血管疾病按照病理不同分为出血性卒中和缺血性卒中。缺血性卒中又称脑梗死，脑栓塞和脑血栓的形成都属于缺血性卒中；出血性卒中包括蛛网膜下腔出血和脑出血。

二、脑卒中的中医病因病机

中风的基本病机为气血逆乱。其多因素体禀赋不足，年老正衰，肝肾不足，阳亢化风，肝风内动，造成心、肝、脾、肾等脏腑阴阳失调，或因劳倦内伤致气血内虚，血脉不畅，或因嗜饮酒浆，过食肥甘，损伤脾胃，内生湿浊，进而化热，阻滞经脉，复加情志不遂、气候剧烈变化等诱因，风夹痰瘀，扰于脑窍，窜犯经络，上犯于脑，发为中风，在标为风火相煽，痰湿壅盛，瘀血凝滞，气血逆乱。

总之，本病以正虚为发病之本，主要有肝肾阴虚，气血不足；邪实为致病之标，以风、火、痰浊、瘀血为主。病位在脑，脏腑涉及肝、脾、肾。本病病因较多，从临床看，以内因引发者居多。中风的发生，归纳起来不外乎虚（阴虚、气虚）、火（肝火、心火）、风（肝风、外风）、痰（风痰、湿痰）、气（气逆）、血（血瘀）。

中医将脑卒中分为中经络、中脏腑两大类，中经络者一般无神志改变而病情较轻，中脏腑者常有神志不清。中医古代文献因其起病急骤、证见多端、变化迅速等特征，而有"卒中""厥证""偏枯"等称谓。

第三节　脑卒中的中医治疗

一、中药治疗

1. 醒脑开窍法

适应证：突发神志昏迷、牙关紧闭、双拳紧握等，或兼有高热、谵语、脉数、抽搐等热闭的症状。

方药：安宫牛黄丸、紫雪丹。

2. 涤痰醒脑法

适应证：痰阻脑窍而见神志昏迷、不省人事、喉中痰鸣、肢体抽搐，或出现痴呆、谵语等神志不清的表现。

方药：涤痰汤、白金丸、温胆汤、紫雪丹、至宝丹、礞石滚痰丸。

3. 温通醒脑法

适应证：突然昏倒，不省人事，牙关紧闭，痰鸣气粗，面色苍白，口唇青紫，两手握固，手足不温，舌质淡，苔白润，脉沉迟。

方药：苏合香丸。

4. 平肝息风法

适应证：温病热盛动风而见高热、昏迷、抽搐、角弓反张、眩晕、不自主运动。

方剂：羚角钩藤汤、天麻钩藤饮、三黄石膏汤、牛黄清心丸、紫雪丹、黄连解毒汤、栀子清肝汤、至宝丹、神犀丹。若颅脑外伤而头晕、头痛者用芎芷汤。

5. 平肝潜阳法

适应证：肝阴不足、肝阳上亢见头痛，眩晕，耳鸣，手足抽搐，甚至突然昏倒，不省人事，口眼㖞斜，半身不遂；或神倦乏力，低热，筋脉拘挛，手足颤抖，舌绛少苔，脉细数等。

方药：实证用镇肝熄风汤、天麻钩藤饮、羚角钩藤汤，虚证用大定风珠、地黄饮子、三黄石膏汤。

6. 补气养血法

适应证：脑卒中后面色白，自汗少气，纳呆，气短乏力，眩晕目花，心悸失眠，自汗盗汗，形寒肢冷，舌淡，苔薄白，脉细弱。

方药：补阳还五汤。

7. 活血化瘀法

适应证：突然晕倒，不省人事，肢体偏瘫，舌紫暗，苔腻，舌下络脉紫，脉细涩。

方药：通窍活血汤、血府逐瘀汤。

二、针刺治疗

1. 治法治则

针刺治疗中风，早在《黄帝内经》中就有记载。《灵枢·热病》说："偏枯，身偏不用而痛，言不变，志不乱，病在分腠之间，巨针取之，益其不足，损其有余，乃可复也。"又说："痱之为病也，身无痛者，四肢不收，智乱不甚，其言微知，可治；甚则不能言，不可治也。"指出瘫痪的治法及其预后。《灵枢·刺节真邪》首载针刺治疗本病，"大风在身"，用针可以"泻其有余，补其不足"，从而促进人体的"阴阳平复"。其后不少针灸专著载有针灸治疗中风的治法处方。如《针灸甲乙经·阳受病发风》中有"偏枯，四肢不用，善惊，大巨主之……两手挛不收伸及腋，偏枯不仁，手瘾偏小筋急，大陵主之"，为现代临床上对脑卒中的针灸治疗提供了重要方案。

《灵枢·九针十二原》云："凡用针者，虚则实之，满则泻之，菀陈则除之，邪胜则虚之。"从脑卒中"血气逆行"的病因病机，提出补虚泻实的原则，为后世针灸治疗脑卒中总则。

宋代的《针灸资生经》记载用灸法治疗中风为"中风失暗，不能言语，缓纵不随，先灸天窗五十壮，息火仍移灸百会五十壮，毕，还灸天窗五十壮……卒中风，口噤不得开，灸机关二穴（颊车）"。

唐代孙思邈提倡针药并重，其所谓"知药知针，固是良医"。此外，孙思邈尤其重视灸法防治中风在时间上的先后次序，《备急千金要方》给出了中风失音的灸治次序："先灸天窗五十壮，息火仍移灸百会，五十壮毕，还灸天窗。"并且孙思邈遍集隋唐以前针灸治疗中风的有效处方，如《千金翼方》就有风痱、卒中风口喝、卒中风口噤不得开的灸法，以及偏风等针灸法，既有针方，又有灸方，更有针灸合用者，对具体的针灸刺激方法、选穴先后、呼吸的配合等，均有详细介绍。

明清时期，记述针灸防治中风的文献丰富翔实，灸法具有举足轻重的地位，推测其重要的原因是艾灸能对中风的预防发挥积极作用，《普济方·针灸门》云："常令身上灸疮可也"，选穴以百会、合谷、曲池等为主；此外，亦会运用针刺、刺血、穴位敷贴等治疗方式。百会放血是治疗脑卒中瘀阻脑络的有效方法。而《针灸大成》中明确写道："凡初中风跌倒，卒暴昏沉，痰涎壅滞，不省人事，牙关紧闭，药水不下，急以三棱针，刺手十指十二井穴，当去恶血。又治一切暴死恶候，不省人事，及绞肠痧，乃起死回生妙诀。"为脑卒中的急救开辟新的途径。

2. 俞募配穴与脏腑疾病

俞募配穴在临床上应用广泛，俞募穴的分布规律与五脏六腑所在的位置关系密切，最能反映五脏六腑的虚实盛衰。《灵枢·刺节真邪》曰："用针者，必先察其经络之实虚，切而循之，按而弹之，视其应动者，乃后取而下之。"

俞募穴局部的异常反应，也可诊治脏腑疾病。《灵枢·胀论》云："夫胸腹者，脏腑之郭也，膻中者，心主之宫城也。"这也说明俞募穴是人体五脏六腑的枢纽。俞募配穴法体现了经络的调节阴阳作用，二者一前一后，一阴一阳，相辅相成。

俞募配穴法主要用于脏腑疾病，若以脏病为主，是以背俞穴为君穴，相应的募穴就是臣穴；若以腑病为主，则是以募穴为君穴，而相应的背俞穴为臣穴。在临床中，如肝郁气滞的患者，可取肝的背俞穴肝俞和募穴期门；如脾虚，则取脾的募穴章门和背俞穴脾俞。

（1）背俞穴和募穴相配

肺病：肺俞和中府。

心包病：厥阴俞和膻中。

心病：心俞和巨阙。

肝病：肝俞和期门。

胆病：胆俞和日月。

脾病：脾俞和章门。

胃病：胃俞和中脘。

三焦病：三焦俞和石门。

肾病：肾俞和京门。

大肠病：大肠俞和天枢。

小肠病：小肠俞和关元。

膀胱病：膀胱俞和中极。

（2）背俞穴歌诀

大杼为一风门二，肺三包四心俞五，督六膈七八下无，九肝十胆脾胃俞，十三三焦十四肾，十五椎下膀胱居，大肠关元十六七，骶后孔中小肠一，膀胱中膂白环俞。

（3）募穴歌诀

大肠天枢肺中府，小肠关元心巨阙，胃募中脘脾章门，肝募期门胆日月，膀胱中极肾京门，耻骨上三焦石门，心包募在膻中穴，从阴引阳是妙诀。

3. 金针王乐亭的脑卒中取穴经验

（1）面瘫牵正刺法

此法适用于外风中于络脉、病情轻、病程短的患者。症见半侧面部皮肤肌肉麻木、口眼㖞斜、口角流涎、饮水漏水、流泪、咀嚼不利等。

处方：水沟、承浆、地仓、颊车、颧髎、阳白、四白、大迎、合谷。

功效：祛风牵正，通经活络。

（2）面瘫牵正透法

此法适用于中风后口眼㖞斜、日久重症、久治不愈的患者，以加强刺激量和增强治疗作用。

处方：阳白透鱼腰、攒竹透丝竹空、四白透承泣、风池透风府、太阳透颧髎、口禾髎透巨髎、地仓透颊车、曲池透合谷。

功效：通经活络，祛风牵正。

（3）十四针纠偏法

此法是选取十四个穴位对面瘫进行治疗的针法，不局限于面部。

处方：百会、风府、风池、肩髃、曲池、合谷、环跳、委中、阳陵泉、悬钟、太冲、申脉、昆仑、八邪。

功效：通经活络，舒筋利节，对脑卒中后肢体痉挛有较好的疗效。

（4）十二透刺法

此法选用十二对穴位透刺，以达到疏通经络、畅达气血的目的。

处方：肩髃透臂臑、腋缝（现称"肩前"）透胛缝、曲池透少海、外关透内关、合谷透劳宫、阳池透大陵、环跳透风市、阳关透曲泉、阳陵泉透阴陵泉、绝骨透三阴交、丘墟透申脉、太冲透涌泉。

功效：通经活络，舒筋利节。

（5）开闭醒神法

此法适用于中风神昏窍闭（中脏腑）者，即脑血管病变的急性期患者。

处方：①三棱针刺百会、四神聪放血。②手足十二井放血。

配穴：水沟、承浆、风池、风府、合谷、劳宫、太冲、涌泉。

功效：醒神开窍。

患者突然昏倒、不省人事、手足偏废、口噤、面赤、手握、二便闭、息粗痰声，属于中医闭证范围。王乐亭治疗此类危急病候，以放血疗法为主。他所惯用的放血方法有三棱针放血、毫针点刺放血两种。前者放血量大，适用于实证、热证；后者放血量少，适用于虚证、瘀证。三棱针放血主要用于中风闭证、热盛窍闭、晕厥、血瘀、疼痛等实证。本方中所用百会、四神聪放血，功能为清脑醒神开闭；十二井放血功能为泄热、平肝、祛痰。处方①适用于病情危急时作为抢救之用。处方②醒神开闭，功能持续而效稳，是王乐亭对于一般神昏所惯用的苏醒方，其功能为滋肾水、清心火、醒神开窍。王乐亭老医生体会：劳宫、涌泉二穴合用，具有清心泄热、安神定志之功，颇有中药牛黄清心丸之效。

（6）回阳固脱法

此法适用于神昏仆倒、目开口张、面色苍白、手撒尿遗、酣睡痰鸣、汗出淋漓、四肢厥冷、脉微欲绝之脱症。

处方：神阙（灸）、气海（灸）、关元（灸）、百会、内关、足三里、涌泉。

功效：回阳固脱。

用炒盐将肚脐填平，上盖姜片，用大艾炷灸数十壮或百壮，并灸气海、关元，然后再针百会、内关、足三里、涌泉。但此类患者目前多在西医院进行抢救。

（7）督脉十三针法

督脉能总督一身之阳。半身不遂、阴阳偏废、气虚血亏的患者，针刺其督脉可振奋诸阳，以期阳生阴长，有利于偏瘫者恢复正常和整体功能的改善。

处方：百会、风府、大椎、陶道、身柱、神道、至阳、筋缩、脊中、悬枢、命门、腰阳关、长强。

功效：补阳益气，填髓健脑。

督脉十三针方，不仅适用于中风半身不遂，也适用于痿证、癫狂、痫证、痹证等。

（8）老十针

此法适用于中风卧床时间过长、食欲不振者，同样适用于胃脘痛患者。

处方：上脘、中脘、下脘、气海、天枢（双侧）、内关（双侧）、足三里（双侧）。

功效：健脾益气。

（9）中风失语方

此法适用于中风失语。

处方：①廉泉、天突、通里、照海。②风府、哑门、风池、翳风。

功效：益脑利语。

（10）中风通便方

此法适用于中风便秘。

处方：①阳陵泉、足三里（疗效相当于大承气汤）。②支沟、天枢、照海（缓泻方，适用于虚性便秘）。

功效：通腑降浊。

4. 石学敏醒脑开窍针法

主穴：内关、水沟、三阴交、极泉、委中、尺泽。

配穴：吞咽障碍加风池、翳风、完骨，手指握固加合谷，语言不利加上廉泉、金津、玉液放血，足内翻加丘墟透照海。

操作：内关直刺 0.5~1.0 寸，采用捻转提插泻法，施手法 1 分钟。水沟向鼻中隔方向斜刺 0.3~0.5 寸，以眼球湿润或流泪为度。三阴交需 45° 斜刺，进针 1.0~1.5 寸，用提插补法，以患侧下肢抽动 3 次为度。极泉沿经下移 1 寸，直刺 1.0~1.5 寸，用提插泻法，以患侧上肢抽动 3 次为度。委中，需仰卧直腿抬高取穴，直刺 0.5~1.0 寸，施提插泻法，以患侧下肢抽动 3 次为度。尺泽，屈肘成 120°，直刺 1.0 寸，用提插泻法，以患者前臂、手指抽动 3 次为度。风池、完骨、翳风，向喉结进针 2.0~2.5 寸，每穴施手法 1 分钟。合谷向三间穴方向进针 1.0~1.5 寸，采用提插泻法，以患者示指抽动或五指自然伸展为度。上廉泉，向舌根方向进针 1.5~2.0 寸，用提插泻法。金津、玉液，用三棱针点刺放血，出血 1~2mL。丘墟透向照海约 1.5~2.0 寸，以局部酸胀为度。

石学敏重于醒脑开窍、滋补肝肾，利脑窍、充脑髓，达到以神导气、以气通经的目的。配穴则侧重于疏通经脉、补气血，使得气血调和、神安窍利，促使痿废功能康复。

5. 魏玉香脑卒中治疗选穴经验——针灸治疗中风失语技术（全国卫生健康技术推广传承应用项目）

四舌针是针刺舌体上的特定穴位，以治疗言语不利、舌体疾病的一种特殊针刺方法。20 世纪初，魏玉香祖辈用三棱针在舌下四穴刺络放血，治疗新生儿上皮珠、舌下肿不能吃奶、小儿高烧后言语不清、成人中风失语等效果非常好，在当地广受赞誉。该医术传承七代，魏玉香是第六代传承人。

魏玉香从赤脚医生到省康复医院的主任医师，面对大量小儿脑瘫及脑卒中患者，苦于没有有效的治疗方法。她发现在农村，有的脑卒中患者为治病甚至倾家荡产，有的患者发展到因患抑郁症而自杀，让人心生怜悯。有一位大学教授脑出血后失语，哭得非常伤心，歪歪扭扭写下"生不如死"几个字。自此魏玉香痛下决心，一定要帮助脑卒中患者突破失语难关。根据《黄帝内经》中"络刺者，刺小络之血脉也""菀陈则除之者，出恶血也"等理论，选取金津、玉液，此两穴在舌下系带两侧的静脉上，俗名"两大血管"，须刺碎血管，以见血为要。

《本草纲目》记载："人有病，则心肾不交，肾水不上，故津液干而真气耗也。"古代医家认为"津"系"精"所化，精盈则肾水上升，化为津液，津液再予咽下，能润心，使心火免于过盛，水火相济，阴平阳秘，谓之"自饮长生酒"。因此，古人常吞咽津液以达到祛病强身、益寿延年的目的。四舌针能够刺激口腔分泌唾液，有补肾水、填肾精之效，平时可益寿延年，病时则有畅气血、愈疾患之能。四舌针可调和经脉、疏通气血，改善舌体局部血液循环，使舌下神经恢复，促进舌部肌肉麻痹纠正，使舌原有功能得到恢复，从而恢复语言功能。通里是手少阴心经之络穴，四舌针配通里对头昏目眩、心痛、心悸怔忡、失眠、咽喉肿痛、暴暗、舌强不语有良好的治疗效果，可增强解语之功。再配三阴交补肝脾肾、疏通气血，以达到恢复语言功能的目的。

言语不利多为本虚标实，其本为脾肾两虚，标为痰湿壅盛、瘀血阻滞、气血逆乱、风痰直中经络。手少阴之别系舌本，足太阴经连舌本，足少阴经夹舌本，足厥阴经络舌本，足太阳之筋结于舌本，手少阳之筋入系舌本，说明舌与五脏六腑之间存在着直接或间接的联系。因此，针刺特定穴位可以达到相应的治病效果。魏玉香创"四舌针"，活血化瘀、清热消肿、开窍利言、行舌部气血，从而保障舌体气血畅通，提高语言能力，进而改善失语症状。

操作方法：① 四舌针是用 3 寸毫针针刺金津、玉液及金津、玉液下 0.2 寸，进针朝舌后根方向强刺激，以患者眼流泪为度，留针 20 分钟，每周 3 次。② 头部取四神聪、四天庭、颈椎华佗夹脊穴。③ 上肢运动功能障碍、三角肌麻痹、肩关节半脱位取肩髃、臂臑、肩贞、肩中俞；肘关节痉挛屈伸受限、肱三头肌麻痹取臑会、消泺、肘三针（在手少阳三焦经天井及左右各 0.2 寸处）；腕关节痉挛取阳溪、阳谷、阳池；手指关节痉挛取后溪。④ 下肢运动功能障碍取环跳；屈伸障碍取阴市、足三里、风市、血海、梁丘、阳陵泉、承山、悬骨；足内翻取昆仑、申脉、金门、通骨；足外翻加太溪、三阴交、公孙；肌张力增高加风市、阳陵泉、血海、太冲；肌张力低下加气海、关元、足三里。或加艾灸、温针灸。

三、艾灸治疗

1. 基于敦煌《灸经图》药灸康复技术（全国卫生健康技术推广传承应用项目）

敦煌千佛洞 1900 年出土的《灸经图》，被英国的斯坦因分成两段：其中灸法图编号 S.6168（灸法图甲卷）与 S.6262（灸法图乙卷），原件现存于英国伦敦博物院。另一残卷定名为《新集备急灸经》，是最早的灸法巨著。

近年来，国内外学者对敦煌遗书针灸卷子进行了注释、考证、临摹、临床验证等卓有成效的前期研究。1985 年，马继兴报道了敦煌出土的古针灸图，

1988 年出版了《敦煌古医籍考释》，在图 16 的按语中指出：此卷呈残片形，共存二图残文。校注中注明天庭为古经穴名，传世古针灸书未见，在图中此穴名共标记两处，图上标示于后头部上、下、左、右共 4 点（图 1）。

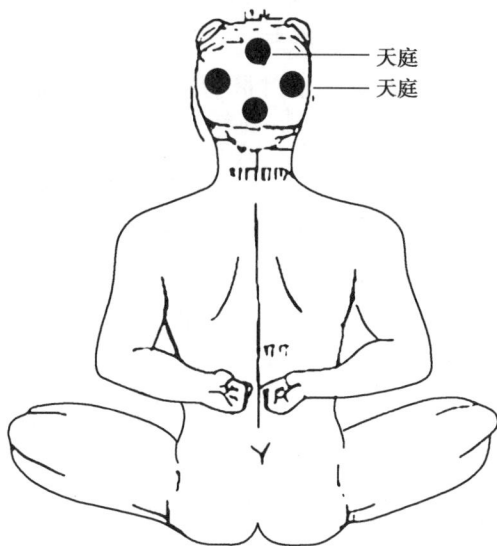

图 1　四天庭穴的定位

1995 年，张侬对敦煌《灸经图》的腧穴进行考证，出版了《敦煌石窟秘方与灸经图》，并在临摹复原图 12 时，将二残片合并成一图。图中除标有穴点外，再无一文一字之说明，笔者称其为四天庭穴。在《黄帝内经》《针灸甲乙经》《铜人腧穴针灸图经》等其他针灸医籍中都未收载四天庭穴。因是孤本独言，从其他针灸医籍中也无法考证，犹如天外来书给后世留下了很大悬念。但通过多年的临床验证发现，四天庭穴具有非常重要的史料价值和临床价值，现分析如下。

《灸经图》早于《黄帝内经》，或与《黄帝内经》同期。甘肃是华夏文明的主要发祥地之一，天水大地湾文化见证了 8000 年中华民族文明史，是中华民族敬仰的人文始祖"伏羲""女娲""黄帝"诞生并创世之地。自从伏羲氏在卦台山观天文、察地理并创始了易经八卦以来，它成为后世中医理论和哲学思想的主要文化根源之一。因地缘关系，《易经》对《黄帝内经》《灸经图》的影响尤为明显，二者均按照九宫八卦的顺序在人体布阵组穴以达到天人合一的境界。但《黄帝内经》在人体前边按部位布穴，而《灸经图》是在人体前后和头后四天庭按穴点布穴，说明《灸经图》完整地传承了《易经》思想。长沙马王堆帛书中《足臂十一脉灸经》（公元前 168 年）是迄今为止我国发现最早的一部经脉学著作，绵阳西汉古墓中的涪水经脉木人是迄今为止在世界范围内发现最古老的标有经脉流注的木质人体模型，此模型比北宋针灸铜人早 1000 余年，足太阳经为有脉无穴和单线路行走；《灸经图》中足太阳经也是简单的有穴有脉和单线路走行；《黄帝内经》中足太阳经有完整穴位和双线路走行。这种差异使我们看到了古代早期经脉腧穴产生、发展、过渡、更替的历史轨迹，而名不正、位不顺的取穴反映出其处于过渡阶段。《灸经图》中治疗面瘫的方法，原文为"哇鼻皴眼，当灸发际，灸耳上关，灸口吻（地仓），灸颊车髓孔（颊车），灸手阳明，灸五处，效。三壮后，日复三壮。后日舒手以粉着掌上吹之，粉去止，善。不去，至更灸三壮，以粉为验"。不仅解释了《灸经图》灸法治疗面瘫的选穴和治法，还提出检验灸疗效果的方法，即在灸治第三天，将粉放置于掌心，令患者鼓腮吹粉，若吹去掌心上之粉，说明面肌功能有所恢复，灸治已取得较好效果。近 50 年的临床验证，在面神经炎的早期用此法效果很好（见图 2）。现代医学提倡面神经炎在一周内禁止针刺，可在临床中将艾灸作为早期治疗的手段，有效地阻止病情发展，提示《灸经图》在现代仍有巨大的应用潜力和医学价值。

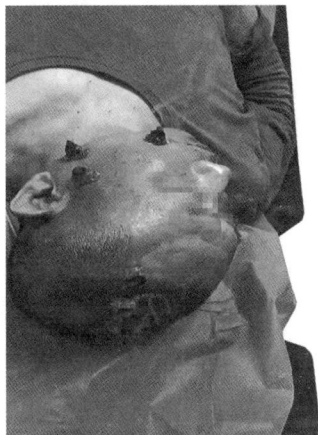

图 2 《灸经图》灸法治疗
周围性面瘫

2. 四天庭灸法在脑卒中的应用

《灸经图》中的四天庭灸法与伏羲八卦、长沙马王堆帛书一脉相承。张侬的《敦煌石窟秘方与灸经图》一书可见四天庭穴。四天庭是同名四穴组的始祖，在古代用针灸治病如排兵布阵，多采用同名的四个穴位为一组，同名四穴组一般以人体某一重要部位或穴位为核心，在其一定范围内的前后左右或四角各等距离处取穴，或在人体特定对称部位布穴。在临床上也可以用温针灸或根据辨证论治用中药灸，方法是在四天庭区，将四穴处的头发剃光，灸局部。此法对治疗脑干梗死、脑出血、颅脑外伤、脑萎缩等效果较好。

《灸经图》有现存针灸医籍未见登载的独特穴名，如板眉、天门、天庭、聂俞、脚五舟等；有先秦、秦汉时代习用的腧穴别名、宋代以后多不复用的穴名，如手阳明、足阳明、足太阳、足厥、颊车髓孔、手髓孔、足髓孔、髓孔、慈宫、两手五井、两脚痹经等；《灸经图》没有《黄帝内经》的五输穴、原穴、下合穴、十五络穴等内容；与《黄帝内经》相比，《灸经图》中风府穴是双穴；《足臂十一脉灸经》所主疾病有 78 种，《灸经图》记载了 45 种病症，二者都是用灸法治疗，是灸疗专著，二者的关系可见一斑。《黄帝内经》记载了 100 多种疾病，其中绝大多数疾病都应用针刺治疗，用灸法者占极少数。与《黄帝内经》对照，可以发现《灸经图》在针灸腧穴理论和实践方面都有着更为原始、古朴的特色。《灸经图》是一部处于过渡阶段的灸法专著，它传承了秦汉及《足臂十一脉灸经》的特色风貌，并早于《黄帝内经》。它是罕见的、现存唯一的早期裸体针灸图。

《灸经图》残卷尚存 52 穴，每穴灸量从三壮、九壮、百壮不等，最多达千壮；有天门、髓孔、颊车髓孔、手髓孔、足五舟、慈宫、手阳明、足阳明、足太阳、手小指头、手十指头、聂俞、扳眉、曲眉等穴点。其中手、足阳明穴已作专文论述，其中述及敦煌《灸经图》是一种古代重灸派专著。《杂疗病药方》记载耳孔灸法，用于治疗口角歪斜、牙痛、狂言鬼语、睡中魇死、错吞钱铁。方法是取芦苇做筒长 2 寸，选与耳孔大小相近者，一头探入耳孔内，另一头留耳外；在苇筒外端放置艾绒，只灸此处艾绒，选侧卧位，施灸二七壮；中病即止，方法变换，不拘一格。隔物灸则有隔椒粉馊面团灸，此方法在葛洪《肘后备急方》有载，唯字句疑有脱失，不能卒读；还有隔蒜、盐、椒、面灸，隔豉饼灸，隔硫黄粉灸，隔雄黄灸，隔莨菪根灸，隔麝香灸等灸法。

《灸经图》选用腧穴取椎节两边相去二寸三分，如在第十七椎下旁开二寸三分布有大小肠腧，将肩井、肩髃合为一穴标引。《灸经图》的穴名、数量及取穴位置正是反映了《黄帝内经》之前不确切的定位、定名的特征，它继承了先秦、秦汉时期腧穴名称，与现代督脉灸相吻合。

《灸经图》中距背中线二寸取穴的例子：

（1）小腹俞在大椎下第三椎两边相去寸三分。

（2）大肠俞在十六椎两边相去二寸三分。

（3）膀胱俞在第二椎两边相去二寸三分。

（4）大杼在大椎下第二节两边相去二寸三分。

（5）大小肠俞在第三椎旁两边相去二寸三分。

（6）风门在第三节两边相去二寸三分。

（7）肺俞在第九椎两边相去二寸三分。

（8）聂俞在第八椎两边相去二寸三分。

以上诸穴，在临床上对治疗软瘫期、恢复期气虚血瘀型的脑卒中效果好（患者需能保持俯卧位 1.5 小时）。

《灸经图》保存了早期不同历史时期的穴名、古代灸法著作的部分风貌，也佐证了《灸经图》成书时间早于《黄帝内经》；也记载了治疗中风的灸方，例如，治"中风急风，感烦而死"的方子是"灸于双足大指横纹，随龄而强"；"治中风恶气短而死"的方子是"灸两拇指指甲，集毛，各十四强，即愈"，等等。

3. 何天有铺灸治疗脑卒中后遗症经验

何天有对于脑卒中后遗症的治疗颇有经验，也对铺灸治疗别有认识，对于铺灸治疗脑卒中后遗症具有丰富的临床实践经验，并取得了良好的临床效果。何天有将脑卒中后遗症分为肝阳上亢型、风痰阻络型、气虚血瘀型及阴虚风动型，并且给予相应的对症治疗，值得学习借鉴。

（1）肝阳上亢型

铺灸材料：中风通络散（地龙、秦艽、木瓜、川芎、天麻、葛根、全蝎、土鳖虫、胆南星、黄芩、夏枯草各100g）磨成粉末备用，备鲜姜泥、生姜汁、艾绒、胶布。

铺灸部位：取瘫痪顶颞区，上肢运动功能障碍配胸脊上穴区、背俞上区、肩臂穴区（曲池区、外关区、腕背穴区）。

操作方法：取适当体位，以从上到下、从前到后的顺序依次铺灸，隔日一次；每次一至二壮不留灸，用泻法。

（2）风痰阻络型

铺灸材料：中风通络散加防风、半夏各100g，将上药研粉末备用，备鲜姜泥、生姜汁、艾绒、胶布。

铺灸部位：取丰隆区、曲池区，其余同肝阳上亢型。

铺灸方法：同肝阳上亢型。

（3）气虚血瘀型

铺灸材料：中风通络散加黄芪、丹参各100g，将上药研粉末备用，备鲜姜泥、生姜汁、艾绒、胶布。

铺灸部位：取中脘区、血海区、三阴交区，其余同肝阳上亢型。

铺灸方法：同肝阳上亢型。

（4）阴虚风动型

铺灸材料：中风通络散加旱莲草、龟甲各100g，将上药研粉末备用，备鲜姜泥、生姜汁、艾绒、胶布。

铺灸部位：取太溪区、内关区。

铺灸方法：同肝阳上亢型。

4. 历代医家对于脑卒中灸法的应用

秦汉时期的《灵枢·官能》阐述了火疗对于脑卒中的重要性。书中云："上气不足，推而扬之，下气不足，积而从之，阴阳皆虚，火自当之，厥而寒甚，骨廉陷下，寒过于膝，下陵三里，阴络所过，得之留止，寒入于中，推而行之，经陷下者，火则当之，结络坚紧，火所治之。"

晋代葛洪的《肘后备急方》着眼于"贫家野居所能立办"，因而所载中风针灸方中灸法占较多比重。膻中穴，为元气聚集之处，《肘后备急方》载"必有灸膻中穴二十八壮"等救治猝死、尸厥的论述；亦有治卒中急风、闷乱欲死方，"灸两足大趾下横纹中，随年壮"。唐代孙思邈重视针药并重，其所谓"知药知针，固是良医"，并且尤其重视灸法防治中风在时间上的先后次序。

宋代王执中博采前人的经验，注意到中风的中脏和中腑的不同，在其《针灸资生经》中分别提出预防之法："灸风中腑……病左灸右，病右灸左，因循失灸废者，灸疮春较秋灸，秋较春灸，取尽风气。百会、曲鬓、肩髃、曲池、风市、足三里、绝骨共十三穴。灸风中脏……但依次自上及下，各灸五壮，日别灸随年壮。凡遇春秋常灸，以泄风气，素有风人，可保无虞。"

明清时期记述针灸防治中风的文献丰富翔实，灸法具有举足轻重的地位，推测其中重要的原因是艾灸能对中风的预防发挥积极作用。明代《普济方·针灸》云"常令身上灸疮可也"，选穴以百会、合谷、曲池等穴位最多。此外，亦会运用针刺、刺血、穴位敷贴等治疗方式。明代杨继洲《针灸大成》详细记载中风病的调理方法："一论中风，但未中风时，一两月前，或三四个月前，不时足胫上发酸重麻，良久方解，此将中风之候也。便宜急灸三里、绝骨四处，各三壮，后用生葱、薄荷、桃柳叶，四味煎汤淋洗，灸令祛逐风气自疮口出。"明代楼英《医学纲目》中云："凡人风发，怕痛不肯灸，忽然猝死，是谓何病？曰：风入脏故也，病者不可不知。予自五月间，口眼㖞斜，灸百会等三穴即正，右手足麻木无力，灸百会、发际等七穴得愈。七月气塞，涎上不能语，魂魄飞扬，如堕江湖中，顷刻欲绝，灸百会、风池等，左右颊车二穴，气遂通，吐涎半碗，又下十余行，伏枕半月，遂平复。自后，凡觉神气少异于常，即灸百会风池等穴，无不立效。"

第二章

脑卒中神经系统检查

第一节　意识障碍及其检查

一、以觉醒程度为标准判断的意识障碍

1. 嗜睡

嗜睡是各种原因导致的病理性睡眠过度，临床表现为轻微刺激即可唤醒患者，患者能理解语言或文字并给予正确回答，停止刺激后患者可快速入睡。

2. 昏睡

昏睡是一种比嗜睡程度更深的觉醒障碍，一般的外界刺激不能使其觉醒，给予较强烈的刺激时可有短时的意识清醒，醒后可简短回答提问，当刺激减弱后又很快进入睡眠状态。

3. 昏迷

昏迷是指意识完全丧失，没有自发睁眼，丧失觉醒，剧烈的刺激无法唤醒患者。根据昏迷程度可分为以下三种。

（1）浅昏迷

患者睁眼反应消失或偶见半闭合状态，无自发言语和有目的的活动。疼痛刺激时有回避动作和痛苦表情，脑干反射基本保留（瞳孔对光反射、角膜反射、咳嗽反射和吞咽反射等）。

（2）中昏迷

患者对外界轻度、中度刺激没有任何反应，强烈疼痛刺激可引起防御反射活动，刺激角膜可见反射明显减弱甚至完全消失，呼吸的节律不规整。

（3）深昏迷

患者对所有刺激不产生任何反应，周身肌肉弛缓、眼球位置固定且角膜反射消失，瞳孔散大，脑干反射完全消失，生命体征发生明显变化，出现不规则呼吸。

二、昏迷患者的检查

昏迷属于临床急危重症，医生必须迅速做出判断并给予积极地处理，在采集病史时要做到快速、准确，积极询问外伤史、中毒史，询问有无癫痫、高血压、糖尿病、肝病或肾病等可能引起昏迷的基础疾病，重点检查气道、呼吸、心率和血压，以及是否发热、呼气异味、皮肤发绀、外伤及皮下血肿等。神经系统的检查应注重以下四个方面：意识、眼部体征、运动功能和呼吸形式。需要注意的是，医生在查体明确病因的过程中需同时开展抢救以维持生命体征。

1. 昏迷程度

根据患者昏迷程度，检查者可给予一定程度的刺激，如用医用棉签触碰鼻黏膜、手压迫眶上神经等，再观察患者的反应以判断昏迷程度和等级。

目前国际通用格拉斯哥昏迷评定量表来量化昏迷程度，主要通过睁眼反应、语言反应和肢体运动来进行评定，最高得分15分，最低得分3分，分数越低，病情越重。

2. 眼部体征

（1）瞳孔

瞳孔的大小、形态、对称性，以及直接和间接对光反射的检查具有重要的价值。一侧瞳孔散大和对光反射消失见于各种原因造成的动眼神经麻痹，以及外伤、手术或白内障等局部病变。一侧瞳孔缩小、上睑下垂和面部无汗，称为霍纳（Horner）综合征，临床多可见于同侧脑桥外侧部、延髓、颈髓腹外侧部及颈交感神经节后纤维损害，也可见于幕上占位病变压迫下丘脑。双侧瞳孔散大和对光反射消失见于严重的中脑损害或胆碱能拮抗剂中毒。针尖样瞳孔是脑桥损害的特征。

（2）角膜反射

检查者应检查双侧角膜反射，注意两侧是否对称。一侧三叉神经或延髓病变可引起同侧角膜反射消失，双侧角膜反射消失则患者病情较重，呈较深的昏迷。

（3）眼球运动

单眼外展并有瞳孔散大，表明动眼神经麻痹。眼球内收可见于展神经受损。分离性斜视见于脑干不同层面的损害和小脑损害。眼球游动提示大脑半球病变而脑干功能保留。眼球浮动提示脑桥下部病变。眼球下沉提示弥散缺氧性脑损害。急性丘脑损害可引起双眼球持续向下和向内偏转。中脑顶盖部病变可引起眼球垂直运动障碍。

3. 运动功能

（1）肢体坠落试验

检查者将患者双侧上肢举起，然后松开使肢体自由落下，观察落下的速度，瘫痪侧较健侧落下快；检查下肢时使患者平卧，检查者抬起患者双下肢，被动屈髋和屈膝后同时松手，患肢快于健侧落至床面的速度。

（2）下肢外旋征

患者平卧于床面，双下肢自然伸直，瘫痪侧下肢呈外旋。

4. 呼吸形式

通过观察患者呼吸形式的变化，可以帮助判断病变部位和病情严重程度。

（1）过度换气后呼吸暂停

过度换气后呼吸暂停表现为每5~10次深呼吸后，有12~30秒的呼吸暂停，见于大脑半球广泛损害。

（2）潮式呼吸

潮式呼吸表现为渐增-渐减的呼吸频率和呼吸深度，随之有一段时间出现呼吸暂停，见于中线深部结构、双侧大脑半球或弥散性皮质损害。

（3）中枢神经源性过度通气

中枢神经源性过度通气表现为快速节律性过度通气，30~70次/分，见于中脑到脑桥上部被盖区的病变。

（4）长吸式呼吸

长吸式呼吸表现为延长性吸气痉挛，充分吸气后，暂停2~3秒才呼气，见于双侧脑桥损害。

（5）失调呼吸

失调呼吸表现为呼吸节律完全消失，见于严重的延髓损害。

第二节　脑神经检查

一、嗅神经

检查者嘱患者闭目或蒙住患者双眼，堵住一侧鼻孔，并检查另一侧，将不同的常见液体（如香水、松节油、薄荷水等）置于患者鼻孔下，让患者分辨液体名称，注意判断是单侧还是双侧嗅觉丧失。

二、视神经

1. 视力

视力可分为远视力和近视力，检查者应对两眼分别测试。视力减退严重时，检查者可通过手电筒照射检查判断患者是否存在光感，光感消失则证明患者完全失明。

（1）远视力检查

该检查通常采用国际标准视力表，检查者需检查并记录患者的远视力。

（2）近视力检查

该检查通常采用标准近视力表，检查者需检查并记录患者的近视力。

2. 视野

患者背光与检查者相对而坐，间隔约60cm，双方各遮住相对一侧的眼睛（一方遮右眼、另一方遮左眼），另一眼互相直视，检查者持棉签在两人等距间分别由颞上、颞下、鼻上、鼻下从外周向中央移动，嘱患者一看到棉签即报告。

3. 眼底

通常在不散瞳的情况下，检查者直接用检眼镜检查眼底。在光线较暗处，请患者背光而坐或仰卧于床上，注视正前方，尽量勿转动眼球，检眼镜与患者眼球的距离不能超过2.5cm。检查患者右眼时，检查者位于患者右方，以右手持检眼镜，用右眼观察眼底。检查患者左眼时，检查者位于患者左方，以左手持检眼镜，用左眼观察眼底。眼底病理改变的位置可以用时钟钟点的方位表示，或以上、下、鼻上、鼻下、颞上和颞下来注明，病灶大小和间隔距离用视乳头直径作单位来测量（1D=1.5mm）。

三、动眼、滑车和展神经

动眼、滑车和展神经因为共同辅助眼球的运动，所以需同时进行检查。

1. 眼裂和眼睑

检查者嘱患者双眼平视前方，观察两侧眼裂是否对称一致，有无增大或变窄，上睑有无下垂。

2. 眼球

（1）眼球位置

检查者应观察眼球是否突出或内陷，是否存在斜视或偏斜。

（2）眼球运动

检查者先请患者向各个方向转动眼球，然后将示指置于患者眼前 30cm 处向左、右、上、下、右上、右下、左上、左下 8 个方向移动，嘱患者在不转动头部的情况下，注视检查者示指并随示指的移动转动眼球。

（3）眼球震颤

检查过程中，检查者应观察患者是否存在眼球震颤。眼球震颤是眼球不自主、有节律地往复运动，按其移动方向可分为水平性、垂直性、斜向性、旋转性和混合性，按其移动形式可分为摆动性（往复速度相同）、冲动性（往复速度不同）和不规则性（方向、速度和幅度均不恒定）。

3. 瞳孔

（1）瞳孔大小

普通室内光线下，正常瞳孔直径为 3~4mm。

（2）瞳孔形态

正常瞳孔应为圆形，边缘整齐。

（3）对光反射

检查者可以用电筒从患者两侧分别照射眼球，直接对光反射正常可见瞳孔在受到光照后立即缩小；在照射一侧瞳孔时，对侧瞳孔同时缩小，即间接对光反射正常。

（4）调节和辐辏反射

嘱患者注视正前方约 30cm 处检查者的示指，然后检查者迅速移动示指至患者鼻根部，正常时可见双瞳缩小和双眼内聚。

四、三叉神经

1. 运动功能

三叉神经运动支支配咀嚼肌群。检查者首先应观察两侧颞肌和咬肌有无萎缩，然后以双手同时触摸颞肌或咬肌，嘱患者做咀嚼动作，检查者体会颞肌和咬肌收缩力量的强弱并左右比较。

2. 感觉功能

检查者需用针、棉絮和盛冷、热水的玻璃试管分别测试面部皮肤的痛觉、触觉和温度觉。

3. 反射

（1）角膜反射

嘱患者向一侧注视，检查者将细长的棉絮由侧方轻触角膜，注意尽量避免让患者看见，正常反应为双侧的瞬目动作，触及角膜侧为直接角膜反射，未触及侧为间接角膜反射。

（2）下颌反射

嘱患者微张口，检查者将拇指置于患者下颏正中，用叩诊锤叩击手指；反应为双侧颞肌和咬肌的收缩，使张开的口闭合。

五、面神经

1. 运动功能

检查者应首先观察患者两侧额纹、眼裂和鼻唇沟是否对称，有无一侧口角低垂或歪斜，然后嘱患者做睁眼、闭眼、皱眉、示齿、鼓腮、吹哨等动作，观察患者动作能否正常完成及左右是否对称。

2. 味觉

检查者需准备糖、盐、奎宁和醋酸溶液，嘱患者伸舌，用棉签分别蘸取上述溶液涂在患者舌前部的一侧，通过手指指出甜、咸、酸、苦，每测试一种溶液后要让患者用清水漱口，舌两侧要分别检查并比较。

六、前庭蜗神经

1. 耳蜗神经

（1）听力检查

检查者须分别检查两耳，用棉球塞住一耳，采用叉振动音测试另一侧耳听力，由远及近至能够听到声音为止，检查完毕再检查对侧。

（2）音叉试验

音叉试验可鉴别传导性耳聋和感音性耳聋。① 林纳（Rinne）试验：检查者将振动的音叉柄放在耳后乳突上（骨导），至患者听不到声音后，再将音叉移至同侧外耳道旁（气导）。正常情况下，气导能听到的时间长于骨导能听到的时间，即气导>骨导，称为 Rinne 试验阳性。传导性耳聋时，骨导>气导，称为 Rinne 试验阴性；感音性耳聋时，虽然是气导>骨导，但气导和骨导时间均缩短。② 韦伯（Weber）试验：检查者将振动的音叉放在患者前额或颅顶正中。正常时两耳感受到的声音相同；传导性耳聋时患侧较响，称为 Weber 试验阳性；感音性耳聋时健侧较响，称为 Weber 试验阴性。

2. 前庭神经

前庭系统功能较复杂，涉及躯体平衡、眼球运动、肌张力维持、体位反射和自主神经功能调节等。前庭神经病变的主要表现为眩晕、呕吐、眼球震颤和平衡失调，检查者应重点注意。

七、舌咽、迷走神经

舌咽、迷走神经的解剖和生理关系密切，通常需同时进行检查。

1. 运动功能

检查者应询问患者有无吞咽困难和饮水呛咳，注意说话声音有无嘶哑或鼻音，嘱患者张口发"啊"音，观察双侧软腭位置是否对称及动度是否正常，悬雍垂是否偏斜。一侧舌咽和迷走神经麻痹时，患侧软腭位置较低、活动度减弱，悬雍垂偏向健侧。

2. 感觉功能

检查者用棉签轻触两侧软腭、咽后壁、黏膜，检查一般感觉，舌后 1/3 味觉检查方法同面神经的味觉检查法。

3. 咽反射

嘱患者张口发"啊"音，检查者用棉签轻触两侧咽后壁黏膜，引起作呕及软腭上抬动作，反射的传入和传出均需通过舌咽和迷走神经，中枢在延髓，观察并比较刺激两侧咽后壁时引出的反射活动，舌咽和迷走神经周围性病变时，患侧咽反射减弱或消失。

八、副神经

副神经支配胸锁乳突肌和斜方肌的随意运动。一侧胸锁乳突肌收缩使头部转向对侧，双侧同时收缩使颈部前屈；一侧斜方肌收缩使枕部向同侧倾斜，抬高和旋转肩胛并协助上臂上抬，双侧同时收缩使头部后仰。检查者首先观察患者有无斜颈或塌肩，以及胸锁乳突肌和斜方肌有无萎缩；然后嘱患者做转头和耸肩动作，检查者施加阻力以测试胸锁乳突肌和斜方肌肌力的强弱，并左右比较。

九、舌下神经

舌下神经支配所有舌外和舌内肌群的随意运动。首先嘱患者张口，检查者观察舌在口腔内的位置、形态及有无肌纤维颤动，然后嘱患者伸舌，观察有无偏斜，有无舌肌萎缩；再请患者用舌尖分别顶推两侧口颊部，检查者用手指按压腮部测试肌力强弱。一侧舌下神经周围性病变时，伸舌偏向患侧，可有舌肌萎缩及肌纤维颤动；一侧舌下神经核上性病变时，伸舌偏向病灶对侧，无舌肌萎缩和肌纤维颤动；双侧舌下神经病变时，舌肌完全瘫痪而不能伸舌。

第三节　运动系统检查

一、肌肉容积

检查者需观察肌肉有无萎缩或假性肥大，可用软尺测量肢体周径并记录，有利于日后复查及比较。

二、肌张力

肌张力是指肌肉在静止松弛状态下的紧张度。检查者可根据触摸肌肉的硬度和被动活动的阻力进行判断。肌张力降低时，肌肉松弛，被动活动时的阻力减小，关节活动的范围增大；肌张力增高时，肌肉较硬，被动活动时阻力较大。

三、肌力

肌力是受试者主动运动时，肌肉产生的收缩力。肌力分级采用 0~5 级的 6 级肌力记录法。肌肉无任何收缩现象（完全瘫痪），为 0 级；肌肉可轻微收缩，但不能活动关节，仅在触摸肌肉时感觉到，为 1 级；肌肉收缩可引起关节活动，但不能对抗地心引力，肢体不能抬离床面，为 2 级；肢体能抬离床面，但不能对抗阻力，为 3 级；能做对抗阻力的活动，但较正常差，为 4 级；正常肌力为 5 级。

四、非平衡性共济失调检查

任何动作的准确完成需要在动作的不同阶段具有主动、协同、拮抗和固定作用的肌肉密切参与，协调运动障碍造成动作不准确、不流畅以致不能顺利完成时，称为共济失调。

1. 误指试验

患者上肢向前平伸，示指掌面触及检查者固定不动的手指，然后维持上肢伸直并抬高，使示指离开检查者手指至一定高度的垂直位置，再次下降至检查者的手指上，先睁眼再闭眼重复进行相同动作，检查者应注意睁、闭眼动作及两侧动作准确性的比较。

2. 轮替动作试验

检查者需观察患者快速、往复动作的准确性和协调性：① 嘱患者用手掌和手背快速交替接触床面或桌面，以观察前臂的旋前和旋后。② 快速交替进行伸指和握拳。小脑性共济失调患者动作缓慢、节律不匀和不准确。

3. 跟膝胫试验

检查者应嘱患者仰卧，抬高一侧下肢，屈膝后将足跟置于对侧膝盖上，然后贴胫骨向下移动至踝部。小脑性共济失调患者抬腿和触膝时动作幅度大，不准确，贴胫骨下移时摇晃不稳；感觉性共济失调患者难以准确触及膝盖，下移时不能保持与胫骨的接触。

五、平衡性共济失调检查

1. 闭目难立（Romberg）征

嘱患者双足并拢直立，双手向前平伸，先睁眼后闭眼，检查者观察其姿势是否平衡。感觉性共济失调患者表现为睁眼时能保持稳定的站立姿势，而闭目后站立不稳，称 Romberg 征阳性；小脑性共济失调患者无论睁眼还是闭眼都站立不稳；一侧小脑病变或前庭病变时向患侧倾倒，小脑蚓部病变时向后倾倒。

2. 卧 - 起试验

检查者需嘱患者由仰卧位坐起，不能借助手支撑。正常人在屈曲躯干的同时下肢下压，而小脑性共济失调患者在屈曲躯干的同时髋部也屈曲，双下肢抬离床面，称联合屈曲现象。

六、不自主运动

检查者应观察患者有无不能随意控制的痉挛发作、抽动、震颤、肌束颤动、舞蹈样动作、手足徐动、扭转痉挛等，观察和询问不自主运动的形式、部位、程度、规律和过程，以及与休息、活动、情绪、睡眠和气温等的关系，并注意询问家族史。

七、姿势和步态

检查者观察患者卧、坐、立和行走的姿势，可能发现对于诊断有价值的线索。

1. 痉挛性偏瘫步态

患者瘫痪侧上肢屈曲、内旋，行走时下肢伸直向外、向前呈划圈动作，足内翻，足尖下垂，称痉挛性偏瘫步态；见于一侧锥体束病变。

2. 痉挛性剪刀式步态

患者双下肢强直内收，行走时一前一后交叉呈剪刀样，足尖拖地，称痉挛性剪刀式步态；常见于脊髓横贯性损害或两侧大脑半球病变。

3. 蹒跚步态

患者行走时步基增宽，左右摇晃，前扑后跌，不能走直线，称蹒跚步态，犹如醉酒者，故又称醉汉步态；见于小脑、前庭或深感觉传导路病变。

4. 慌张步态

患者行走时躯干前倾，双上肢缺乏连带动作，步幅小，起步和停步困难，称慌张步态；由于躯干重心前移，导致患者行走时往前追逐重心，小步加速似慌张不能自制，又称"前冲步态"；见于帕金森病。

5. 肌病步态

由于骨盆带肌群和腰肌无力，患者行走缓慢，腰部前挺，臀部左右摇摆，称肌病步态；见于肌营养不良症。

第四节　感觉系统、反射和自主神经功能检查

一、浅感觉

1. 痛觉

检查者需用大头针轻刺皮肤，询问患者有无疼痛及疼痛程度，如果发现局部痛觉减退或过敏，嘱患者比较其与正常区域的差异程度。

2. 触觉

检查者用一束棉絮轻触皮肤或黏膜，询问患者是否察觉及感受的程度，也可嘱患者口头计数棉絮接触的次数。

3. 温度觉

检查者分别用盛冷水（5~10℃）和热水（40~45℃）的玻璃试管接触患者的皮肤，嘱患者报告"冷"或"热"。

二、深感觉

1. 运动觉

检查者应嘱患者闭目，轻轻捏住患者指、趾的两侧，向上、向下移动5°左右，嘱其说出移动的方向。如果患者判断移动方向有困难，可加大活动的幅度；如果患者不能感受移动，可再试较大的关节，如腕、肘、踝和膝关节等。

2. 位置觉

检查者应嘱患者闭目，移动患者肢体至特定位置，嘱患者报告所放位置，或用对侧肢体模仿移动位置。

3. 振动觉

检查者将振动的音叉（128Hz）柄置于患者骨隆起处，如足趾、内外踝、胫骨、髌骨、髂棘、肋骨、脊椎棘突、手指、尺桡骨茎突、锁骨和胸骨等部位，询问有无振动的感觉，两侧进行对比，注意感受的程度和时限。

三、复合感觉

1. 实体觉

检查者应嘱患者闭目，将患者熟悉的物体，如钥匙、纽扣、钢笔、硬币或手表等，放在患者手中让其触摸和感受，并让其说出物体的大小、形状和名称。

2. 定位觉

检查者应嘱患者闭目，用竹签轻触患者皮肤，让患者用手指出触及的部位，正常误差在10cm以内。

3. 两点分辨觉

检查者应嘱患者闭目，将钝脚分规的两脚分开，两脚同时接触患者皮肤；如果患者能感受到两点，则缩小两脚间距离，直到两脚接触点被感受为一点为止，此前一次两脚间距离即为患者所能分辨的最小两点间距离。

4. 图形觉

检查者应嘱患者闭目，用竹签在患者的皮肤上画各种简单图形，如圆形、方形、三角形等，请患者说出所画图形。

四、反射检查

在神经系统检查中，反射检查的结果比较客观，较少受到意识状态和意志活动的影响，但仍需患者保持平静和松弛，以利反射的引出。反射活动的强弱存在个体差异，两侧不对称或两侧明显改变时意义较大。为客观比较两侧的反射活动情况，检查时应做到两侧肢体的姿势相同，叩击或划擦的部位和力量保持一致。根据反射改变分为亢进、增强、正常、减弱、消失和异常反射等。

1. 深反射

（1）肱二头肌腱反射（C5~6，肌皮神经）

患者取坐位或卧位，肘部半屈，检查者将左手拇指或中指置于患者肱二头肌腱上，右手持叩诊锤叩击手指。反射活动表现为肱二头肌收缩，前臂屈曲。

（2）肱三头肌腱反射（C6~7，桡神经）

患者取坐位或卧位，肘部半屈，检查者以左手托住其关节，右手持叩诊锤叩击鹰嘴上方的肱三头肌腱。反射活动表现为肱三头肌收缩，前臂伸展。

（3）桡骨膜反射（C5~8，桡神经）

患者取坐位或卧位，肘部半屈半旋前位，检查者用叩诊锤叩击其桡侧茎突。反射活动表现为肱桡肌收缩，肘关节屈曲，前臂旋前，有时伴有手指屈曲动作。

（4）膝反射（L2~4，股神经）

患者坐位时膝关节屈曲90°，小腿自然下垂；仰卧位时，检查者左手托其膝关节，使之呈120°屈曲，叩诊锤叩击膝盖下方的股四头肌肌腱。反射活动表现为股四头肌收缩，小腿伸展。

（5）踝反射（S1~2，胫神经）

患者取仰卧位或俯卧位，屈膝90°或跪于椅面上，检查者左手使其足背屈，右手持叩诊锤叩击跟腱。反射活动表现为腓肠肌和比目鱼肌收缩，足跖屈。

（6）阵挛

阵挛是腱反射亢进的表现，正常时不出现，多见于锥体束病变。① 髌阵挛：患者仰卧，下肢伸直，检查者以一手的拇指和示指按住其髌骨上缘，另一手扶着膝关节下方，突然而迅速地将髌骨向下推移，并继续保持适当的推力，阳性反应为股四头肌有节律地收缩使髌骨急速上下移动。② 踝阵挛：患者仰卧，检查者以左手托其小腿后使膝部半屈曲，右手托其足底快速向上用力，使其足背屈，并继续保持适当的推力，阳性反应为踝关节节律性地往复伸屈动作。

2. 浅反射

（1）腹壁反射（T7~T12，肋间神经）

患者仰卧，双膝半屈，腹肌松弛，检查者用竹签沿肋缘（T7~T8）、平脐（T9~T10）和腹股沟上（T11~T12），由外向内轻而快速地划过腹壁皮肤。反射活动表现为上、中、下腹壁肌肉的收缩。

（2）提睾反射（L1~L2，孔神经传入，生殖股神经传出）

男性患者仰卧，双下肢微分开，检查者用竹签在患者股内侧近腹股沟处，由上而下或由下而上轻划皮肤。反射活动表现为同侧提睾肌收缩，睾丸上提。

（3）肛门反射（S4~S5，肛尾神经）

患者胸膝卧位或侧卧位，检查者用竹签轻划患者肛门周围皮肤。反射活动表现为肛门外括约肌的收缩。

3. 病理反射

（1）巴宾斯基征（Babinski sign）

检查者应用竹签轻划患者足底外侧，由足跟向前至小趾根部转向内侧，正常（阴性）反应为所有足趾的屈曲，阳性反应为踇趾背屈，其余各趾呈扇形展开。

（2）霍夫曼征（Hoffmann sign）

检查者以左手握住患者腕上方，使其腕部略背屈，右手示指和中指夹住患者中指第二指节，拇指向下迅速弹刮患者的中指指盖，阳性反应为除中指外其余各指出现屈曲动作。

（3）脑膜刺激征检查

软脑膜和蛛网膜的炎症，或蛛网膜下腔出血，使脊神经根受到刺激，导致其支配的肌肉反射性痉挛，从而产生一系列阳性体征，统称脑膜刺激征。

① 颈强直：患者仰卧，双下肢伸直，检查者轻托患者枕部并使其头部前屈，如颈有抵抗，下颏不能触及胸骨柄，则表明存在颈强直。颈强直程度可用下颏与胸骨柄间的距离（几横指）表示。

② 克尼格征（Kernig sign）：患者仰卧，检查者托起患者一侧大腿，使髋、膝关节各屈曲成约90°，然后一手固定其膝关节，另一手握住足跟，将小腿慢慢上抬，使其被动伸展膝关节。如果患者大腿与小腿间夹角不到135°就产生明显阻力，并伴有大腿后侧及腘窝部疼痛，则为阳性。

五、自主神经功能检查

1. 一般检查

（1）皮肤

检查者应注意观察色泽、温度、质地、汗液分泌和营养情况；有无苍白、潮红、发绀、色素沉着或色素脱失；有无局部温度升高或降低；有无变硬、增厚、变薄或局部水肿；有无潮湿或干燥；有无溃疡或压疮。

（2）毛发与指甲

检查者应观察有无多毛、脱发及毛发分布异常，有无指甲变形、变脆及失去正常光泽等。

（3）括约肌功能

患者有无尿潴留或尿失禁，有无大便秘结或大便失禁。

（4）性功能

患者有无阳痿或月经失调，有无性功能减退或性功能亢进。

2. 自主神经反射

（1）眼心反射

压迫眼球引起心率轻度减慢的变化，称为眼心反射。检查者嘱患者安静卧床10分钟后计数1分钟脉搏，再请患者闭眼后双眼下视，用手指压迫患者双侧眼球（压力以不致产生疼痛为度），20~30秒后再计数脉搏。正常情况每分钟脉搏减慢10~12次，迷走神经功能亢进者每分钟脉搏减慢12次以上，迷走神经麻痹者脉搏无变化，交感神经功能亢进者脉搏不减慢甚至加快。

（2）卧立位试验

患者由平卧突然直立，变换体位后，如果每分钟脉搏增加超过12次，提示交感神经功能亢进；再由直立转为平卧，变换体位后，如果每分钟脉搏减慢超过12次，提示副交感神经功能亢进。

（3）皮肤划痕试验

检查者用竹签适度加压在受试者皮肤上划一条线，数秒钟后出现先白后红的条纹为正常。如果出现白色条纹持续时间超过5分钟，提示交感神经兴奋性增高；如果红色条纹增宽、隆起，持续数小时，提示副交感神经兴奋性增高或交感神经麻痹。

（4）竖毛反射

检查者搔划或用冰块刺激受试者颈部（或腋下）皮肤，引起竖毛肌收缩，7~10秒最明显，15~20秒后消失，竖毛反射扩展至脊髓横贯性损害的平面即停止，可帮助判断脊髓病灶部位。

第五节 神经功能损伤程度的评定

脑卒中后神经功能受到不同程度的损伤，在临床中应用比较广泛的是格拉斯哥昏迷量表（glasgow coma scale,GCS）、脑卒中患者临床神经功能受损度评分（MESSS）和美国国立研究院脑卒中评分表（NIHSS）。

一、格拉斯哥昏迷量表（GCS）

格拉斯哥昏迷量表（如表1所示）由英国格拉斯哥大学的格兰姆·蒂斯代尔（Graham Teasdale）和布莱恩·詹内特（Bryan Jennett）于1974年制定，主要作用是确定患者有无昏迷及昏迷的严重程度。具体评定方法是根据患者睁眼情况（1~4分）、语言表达（1~5分）、肢体运动（1~6分）三个方面来判定患者脑损伤程度。

表1 格拉斯哥昏迷量表

内容	标准	评分
睁眼反应	自动睁眼	4
	听到言语、命令时睁眼	3
	刺痛时睁眼	2
	对任何刺激无睁眼	1
言语反应	回答正确	5
	回答错误	4
	用词不适当但尚能理解含义	3
	言语难以理解	2
	无任何言语反应	1
运动反应	能执行简单命令	6
	刺痛时能指出部位	5
	刺痛时肢体能正常回缩	4
	刺痛时躯体出现异常屈曲（去皮层状态）	3
	刺痛时躯体异常伸展（去大脑强直）	2
	对刺痛无任何运动反应	1
总得分		
时间		
评定者		

GCS 计分用以确定患者有无昏迷及昏迷严重程度。GCS 分数≤8 分为昏迷状态，是重度脑损伤；9~12 分为中度脑损伤；13~15 为轻度脑损伤。其中最小得分为 3 分，意味着患者预后最差；3~5 分存在潜在的死亡危险，尤其是伴有瞳孔固定或缺乏眼前庭反射者。评定时间一般为 2 分钟。该方法的特点为简单、可靠。

二、脑卒中患者临床神经功能缺损程度评分标准（MESSS）

全国第四届脑血管病学术会议推荐应用此评分标准评定脑卒中损伤程度。该评分标准简单、实用、可靠、易于操作；最高分是 45 分，最低分是 0 分，轻型是 0~15 分，中型是 16~30 分，重型是 31~45 分，具体评定标准见表 2。

表 2　脑卒中患者临床神经功能缺损程度评分标准

<table>
<tr><th colspan="2">项目</th><th>评分标准</th><th>得分</th></tr>
<tr><td rowspan="3">意识（最大刺激，最佳反响）</td><td>两项提问：① 年龄；② 如今是几月？相差 2 岁或 1 个月都算准确</td><td>0=均准确
1= 一项准确
都不准确，做以下检查：</td><td></td></tr>
<tr><td>两项指令（可以示范）：握拳、伸掌；睁眼、闭眼</td><td>3= 均完成
4= 完成一项
都不能完成，做以下检查：</td><td></td></tr>
<tr><td>强烈局部刺激（健侧肢体）</td><td>6= 定向让步（回避动作）
7= 定向肢体回缩（对刺激的反射性动作）
8= 肢体伸直
9= 无反响</td><td></td></tr>
<tr><td colspan="2">水平凝视功能</td><td>0= 正常
2= 侧视活动受限
4= 眼球侧方凝视</td><td></td></tr>
<tr><td colspan="2">面肌</td><td>0= 正常
1= 轻瘫，可动
2= 全瘫</td><td></td></tr>
<tr><td colspan="2">言语</td><td>0= 正常
2= 交谈有一定困难，借助神色动作表达；或言语流畅但不轻易听懂，错语较多
5= 可简略对话，但复述困难，言语多迂回，有定名障碍
6= 词不达意</td><td></td></tr>
</table>

续表

项目	评分标准	得分
上肢肌力	0=Ⅴ度（正常） 1=Ⅳ度（不能抵抗外力） 2=Ⅲ度（抬臂高于肩） 3=Ⅲ度（平肩或以下） 4=Ⅱ度（上肢与躯干夹角>45°） 5=Ⅰ度（上肢与躯干夹角≤45°） 6=0度（不能动）	
手肌力	0=Ⅴ度（正常） 1=Ⅳ度（不能紧握拳） 2=Ⅲ度（握空拳、能张开） 3=Ⅲ度（能屈指、不能伸） 4=Ⅱ度（屈指不能及掌） 5=Ⅰ度（指微动） 6=0度（不能动）	
下肢肌力	0=Ⅴ度（正常） 1=Ⅳ度（不能抵抗外力） 2=Ⅲ度（抬腿45°以上，踝或趾可动） 3=Ⅲ度（抬腿45°以下，踝或趾不能动） 4=Ⅱ度（抬腿离床不足45°） 5=Ⅰ度（程度水平移动，不能举高） 6=0度（不能动）	
步行能力	0= 正常行走 1= 独立行走5m以上，跛行 2= 独立行走，需拄杖 3= 有人搀扶下可以行走 4= 自己站立，不能走 5= 坐不需支撑，但不能站立 6= 卧床	
总得分		
评估人		

三、美国国立卫生研究院卒中量表（NIHSS）

由布罗特（Brott）等人制定的，是一种有效的标准化脑卒中后神经功能缺损严重程度评价工具，得分低说明神经功能损害程度轻，得分高说明程度重，具体见表3。

表3　美国国立卫生研究院脑卒中量表

	检查	评分标准
1a	意识水平	0= 清醒，反应敏锐 1= 嗜睡，最小刺激能唤醒患者完成指令、回答问题或有反应 2= 昏睡或反应迟钝，需要强烈反复刺激或疼痛刺激才能有非刻板的反应 3= 仅有反射活动或自发反应，或完全无反应、软瘫、无反射
1b	意识水平提问：月份、年龄。仅对初次回答评分。失语和昏迷者不能理解问题记2分，因气管插管、气管创伤、严重构音障碍、语言障碍或其他任何原因不能完成者（非失语所致）记1分。可书面回答	0= 两项均正确 1= 一项正确 2= 两项均不正确
1c	意识水平指令：睁闭眼；非瘫痪侧握拳松开。仅对最初反应评分，有明确努力但未完成的也给分。若对指令无反应，用动作示意，然后记录评分。对创伤、截肢或其他生理缺陷者，应予适当的指令	0= 两项均正确 1= 一项正确 2= 两项均不正确
2	凝视：只测试水平眼球运动	0= 正常 1= 部分凝视麻痹（单眼或双眼凝视异常，但无被动凝视或完全凝视麻痹） 2= 被动凝视或完全凝视麻痹（不能被眼头动作克服）
3	视野：用手指数或视威胁方法检测上、下象限视野	0= 无视野缺失 1= 部分偏盲 2= 完全偏盲 3= 双侧偏盲（包括皮质盲）或全盲

续表

	检查	评分标准
4	面瘫	0= 正常 1= 最小（微笑时鼻唇沟变平、不对称） 2= 部分（下面部完全或几乎完全瘫痪，中枢性瘫） 3= 完全（单或双侧瘫痪，上、下面部缺乏运动，周围性瘫）
5	上肢运动：上肢伸展，坐位 90° 或卧位 45°，要求坚持 10 秒，仅评定患侧	0= 上肢于要求位置坚持 10 秒，无下落 1= 上肢能抬起，但不能维持 10 秒，下落时不撞击床或其他支持物 2= 能对抗一些重力，但上肢不能达到或维持坐位 90° 或卧位 45°，较快下落到床 3= 不能抗重力，上肢快速下落 4= 无运动 9= 截肢或关节融合，解释：5a 左上肢；5b 右上肢
6	下肢运动：下肢卧位抬高 30°，坚持 5 秒钟；仅评定患侧	0= 于要求位置坚持 5 秒，不下落 1= 在 5 秒末下落，不撞击床 2= 5 秒内较快下落到床上，但可抗重力 3= 快速落下，不能抗重力 4= 无运动 9= 截肢或关节融合，解释：6a 左下肢；6b 右下肢
7	共济失调：双侧指鼻、跟膝胫试验，共济失调与无力明显不成比例时记分，如患者不能理解或肢体瘫痪不记分	0= 没有共济失调 1= 一侧肢体有 2= 两侧肢体均有 如有共济失调：左上肢　1= 是　2= 否 9= 截肢或关节融合，解释： 左/右上肢　1= 是　2= 否 左/右下肢　1= 是　2= 否
8	感觉：昏迷或失语者可记 1 或 0 分，脑干卒中双侧感觉缺失、无反应及四肢瘫痪者、昏迷患者记 2 分	0= 正常，没有感觉缺失 1= 轻到中度，患侧针刺感不明显或为钝性或仅有触觉 2= 严重到完全感觉缺失，面部、上肢、下肢无触觉

续表

	检查	评分标准
9	语言：命名、阅读测试，昏迷患者记3分	0= 正常，无失语 1= 轻到中度失语，流利程度和理解能力有一些缺损，但表达无明显受限 2= 严重失语，交流是通过患者破碎的语言表达，听者须推理、询问、猜测，能交换的信息范围有限，检查者感到交流困难 3= 哑或完全失语，不能讲或不能理解
10	构音障碍：若患者因气管插管或其他物理障碍不能讲话，记9分	0= 正常 1= 轻到中度，至少有一些发音不清，虽有困难，但能被理解 2= 言语不清，不能被理解 9= 气管插管或其他物理障碍，并解释
11	忽视：若患者失语，但确实表现为关注双侧，记分正常	0= 没有忽视症 1= 视、触、听、空间觉或个人的忽视；或对任何一种感觉的双侧同时刺激消失 2= 严重的偏身忽视；超过一种形式的偏身忽视；不认识自己的手，只对一侧空间定位

第六节　运动功能评定

在临床中，脑卒中后运动功能评定通常会涉及运动控制、平衡、步态和关节活动度等方面，其中大部分是通过量表和观察法来进行评估。

一、布鲁恩斯特朗（Brunnstrom）偏瘫功能评价法

Brunnstrom 对大量的偏瘫患者进行了观察，注意到偏瘫的恢复几乎是一个定型的连续过程，提出了著名的恢复六阶段理论，将肢体偏瘫恢复过程结合肌力、肌张力的变化情况分为 6 个阶段进行评定。

阶段 1：患侧肌肉呈弛缓状态，肌张力消失。

阶段 2：出现痉挛和联合反应，患者试图主动活动时，出现不伴有关节活动的微弱肌收缩。

阶段 3：患者可随意引起不同程度的共同运动或其组成成分，痉挛明显，达到病程中的极值。

阶段 4：共同运动模式开始被打破，出现脱离共同运动模式的分离运动，痉挛减轻。

阶段 5：分离运动进一步改善，可以完成较难的功能活动，痉挛明显减轻。

阶段 6：共同运动模式完全消失，痉挛基本消失或轻微可见，协调运动、运动速度大致正常。

Brunnstrom 偏瘫功能评价见表 4。

表 4　Brunnstrom 偏瘫功能评价表

阶段	上肢	手	下肢
1	弛缓，无随意运动	弛缓，无随意运动	弛缓，无随意运动
2	开始出现共同运动或其成分，不一定引起关节运动	无主动手指屈曲	最小限度的随意运动开始出现共同运动或其成分
3	痉挛加剧，可随意引起共同运动，并有一定的关节运动	能全指屈曲，钩状抓握，但不能伸展，有时可由反向引起伸展	① 随意引起共同运动或其成分 ② 坐位和立位时，髋、膝、踝可屈曲
4	痉挛开始减弱，出现一些脱离共同运动模式的运动： ① 手能置于腰后部 ② 上肢前屈 90°（肘伸展） ③ 屈肘 90°，前臂能旋前、旋后	能侧方抓握及拇指带动松开，手指能伴随着进行小范围的伸展	开始脱离共同运动的运动： ① 坐位，足跟触地，踝能背屈 ② 坐位，足可向后滑动，使屈膝大于 90°
5	痉挛减弱，基本脱离共同运动，出现分离运动： ① 上肢外展 90°（肘伸展，前臂旋前） ② 上肢前平举及上举过头（肘伸展） ③ 肘伸展位，前臂能旋前、旋后	① 用手掌抓握，能握圆柱状及球形物，但不熟练 ② 能随意全指伸开，但范围大小不等	从共同运动到分离运动： ① 立位，髋伸展位能屈膝 ② 立位，膝伸直，足稍后前踏出，踝能背屈
6	痉挛基本消失，协调运动正常或接近正常	① 能进行各种抓握 ② 全范围的伸指 ③ 可进行单个指活动，但比健侧稍差	协调运动大致正常： ① 立位，髋能外展超过骨盆上提的范围 ② 坐位，髋可交替地内、外旋，并伴有踝内、外翻

二、简化富尔-麦耶尔（Fugl-Meyer）评定法

简化 Fugl-Meyer 评定法是一种评估脑卒中患者感觉运动障碍的方法，现在被广泛用于运动功能的临床评估。经过多次测试，Fugl-Meyer 评估分数有很好的一致性、响应性和准确性。最大可能 Fugl-Meyer 运动功能评定表评分为 226 分，相当于需要感觉运动完全恢复。其内容包括上肢、下肢、平衡、四肢感觉功能和关节活动度的评测，科学性较强。简化 Fugl-Meyer 运动功能评定表评分的临床意义：其中，运动评分 <50 分，表示严重运动障碍，分级为 I 级；运动评分 50~84 分，表示明显运动障碍，分级为 II 级；运动评分 85~95 分，表示中度运动障碍，分级为 III 级；运动评分 96~100 分，表示轻度运动障碍，分级为 IV 级。具体评定方法见表 5。

表 5　简化 Fugl-Meyer 运动功能评定表

项目	0分	1分	2分
I. 上肢			
坐位或仰卧位			
1. 有无反射活动			
（1）肱二头肌	不引起反射活动		能引起反射活动
（2）肱三头肌	不引起反射活动		能引起反射活动
2. 屈肌协同运动			
（3）肩上提	完全不能进行	部分完成	无停顿地充分完成
（4）肩后缩	完全不能进行	部分完成	无停顿地充分完成
（5）肩外展 ≥ 90°	完全不能进行	部分完成	无停顿地充分完成
（6）肩外旋	完全不能进行	部分完成	无停顿地充分完成
（7）肘屈曲	完全不能进行	部分完成	无停顿地充分完成
（8）前臂旋后	完全不能进行	部分完成	无停顿地充分完成
3. 伸肌协同运动			
（9）肩内收、内旋	完全不能进行	部分完成	无停顿地充分完成
（10）肘伸展	完全不能进行	部分完成	无停顿地充分完成
（11）前臂旋前	完全不能进行	部分完成	无停顿地充分完成
4. 伴有协同运动的活动			
（12）手触腰椎	没有明显活动	手仅可向后越过髂前上棘	能顺利进行

项目	0分	1分	2分
（13）肩关节屈曲90°，肘关节伸直	开始时手臂立即外展或肘关节屈曲	在接近规定位置时肩关节外展或肘关节屈曲	能顺利充分完成
（14）肩0°，肘屈90°，前臂旋前、旋后	不能屈肘或前臂不能旋前	肩、肘位正确，基本上能旋前、旋后	顺利完成
5. 脱离协同运动的活动			
（15）肩关节外展90°，肘伸直，前臂旋前	开始时肘部屈曲，前臂偏离方向，不能旋前	可部分完成此动作或在活动时肘关节屈曲或前臂不能旋前	顺利完成
（16）肩关节前屈举臂过头，肘伸直，前臂中立位	开始时肘关节屈曲或肩关节发生外展	肩屈曲中途肘关节屈曲、肩关节外展	顺利完成
（17）肩屈曲30°~90°，肘伸直，前臂旋前旋后	前臂旋前、旋后完全不能进行或肩肘位不正确	肩、肘位置正确，基本上能完成旋前、旋后	顺利完成
6. 反射亢进			
（18）检查肱二头肌、肱三头肌和指屈肌三种反射	至少2个反射明显亢进	1个反射明显亢进或至少2个反射活跃	活跃反射≤1个，且无反射亢进
7. 腕稳定性			
（19）肩0°，肘屈90°时，腕背屈	不能背屈腕关节达15°	可完成腕背屈，但不能抗拒阻力	施加轻微阻力仍可保持腕背屈
（20）肩0°，肘屈90°时，腕屈伸	不能随意屈伸	不能在全关节范围内主动活动腕关节	能平滑地不停顿地进行
8. 肘伸直，肩前屈30°时			
（21）腕背屈	不能背屈腕关节达15°	可完成腕背屈，但不能抗拒阻力	施加轻微阻力仍可保持腕背屈
（22）腕屈伸	不能随意屈伸	不能在全关节范围内主动活动腕关节	能平滑地不停顿地进行
（23）腕环形运动	不能进行	活动费力或不完全	正常完成
9. 手指			
（24）集团屈曲	不能屈曲	能屈曲但不充分	能完全主动屈曲

项目	0分	1分	2分
（25）集团伸展	不能伸展	能放松主动屈曲的手指	能完全主动伸展
（26）钩状抓握	不能保持要求位置	握力微弱	能够抵抗相当大的阻力
（27）侧捏	不能进行	能用拇指捏住一张纸，但不能抵抗拉力	可牢牢捏住纸
（28）对捏（拇、示指可夹住一根铅笔）	完全不能	捏力微弱	能抵抗相当大的阻力
（29）圆柱状抓握	不能保持要求位置	握力微弱	能够抵抗相当大的阻力
（30）球形抓握	不能保持要求位置	握力微弱	能够抵抗相当大的阻力

10. 协调能力与速度（手指指鼻试验连续 5 次）

项目	0分	1分	2分
（31）震颤	明显震颤	轻度震颤	无震颤
（32）辨距障碍	明显的或不规则的辨距障碍	轻度的或规则的辨距障碍	无辨距障碍
（33）速度	较健侧长 6 秒	较健侧长 2~5 秒	两侧差别 <2 秒

Ⅱ. 下肢

仰卧位

1. 有无反射活动

项目	0分	1分	2分
（1）跟腱反射	无反射活动		有反射活动
（2）膝反射	无反射活动		有反射活动

2. 屈肌协同运动

项目	0分	1分	2分
（3）髋关节屈曲	不能进行	部分进行	充分进行
（4）膝关节屈曲	不能进行	部分进行	充分进行
（5）踝关节背屈	不能进行	部分进行	充分进行

3. 伸肌协同运动

项目	0分	1分	2分
（6）髋关节伸展	没有运动	微弱运动	几乎与对侧相同
（7）髋关节内收	没有运动	微弱运动	几乎与对侧相同
（8）膝关节伸展	没有运动	微弱运动	几乎与对侧相同
（9）踝关节跖屈	没有运动	微弱运动	几乎与对侧相同

坐位

4. 伴有协同运动的活动

项目	0分	1分	2分
（10）膝关节屈曲	无主动运动	膝关节能从微伸位屈曲，但屈曲 <90°	屈曲 >90°
（11）踝关节背屈	不能主动背屈	主动背屈不完全	正常背屈

脑卒中中医治疗与康复训练

项目	0分	1分	2分
站位			
5. 脱离协同运动的活动			
（12）膝关节屈曲	在髋关节伸展位时不能屈膝	髋关节0°时膝关节能屈曲，但<90°，或进行时髋关节屈曲	能自如运动
（13）踝关节背屈	不能主动活动	能部分背屈	能充分背屈
仰卧			
6. 反射亢进			
（14）查跟腱、膝和膝屈肌三种反射	2~3个明显亢进	1个反射亢进或至少2个反射活跃	活跃的反射≤1个且无反射亢进
7. 协调能力和速度（跟膝胫试验，快速连续做5次）			
（15）震颤	明显震颤	轻度震颤	无震颤
（16）辨距障碍	明显不规则的辨距障碍	轻度规则的辨距障碍	无辨距障碍
（17）速度	比健侧长6秒	比健侧长2~5秒	比健侧长2秒

三、肌肉痉挛的评定

痉挛主要表现为肌张力增高，是由牵张反射的兴奋性增高所引起的、以速度依赖性肌肉张力增高为特征的运动障碍，在这个过程中伴随腱反射的亢进，是上运动神经元综合征的症状之一。痉挛的机制目前仍不明确，多数脑卒中患者会出现肌肉痉挛，同时，肌肉痉挛又是导致脑卒中患者躯体运动功能障碍的重要原因。痉挛给患者的日常活动、运动功能带来很大的影响，进而严重影响患者的生存质量，给患者增加了极大的心理负担，同时痉挛也给患者、家属及社会带来了沉重的经济负担。

脑卒中偏瘫患者的患侧肌肉均有不同程度的痉挛，表现出患者姿势和运动模式都有一定程度的僵硬并且十分典型。其中，上肢的主要表现是典型的屈肌优势模式（或称屈肌模式），而下肢则表现为典型的伸肌优势模式（或称伸肌模式）。

偏瘫患者肌肉痉挛的评定方法主要分为主观评定和客观评定，主观评定主要包括临床观察或者徒手检查，临床常用评估量表进行评定。客观评定主要通过神经生理学、生物力学等方式进行评定。

1. 痉挛的主观评定方法

主观评定法不需借助任何仪器进行辅助测量，通过改良阿什沃斯量表法（modified Ashworth scale，MAS）及改良塔尔迪厄量表（modified Tardieu scale，MTS）等进行评定。目前临床应用最广泛的是改良阿什沃斯量表法。

阿什沃斯量表法主要通过肢体被动活动和牵伸所测试的关节，来判断肌肉痉挛的严重程度。该量表法于 1964 年由阿什沃斯（Ashworth）提出，根据痉挛的严重程度分为 0~4 级，共 5 个级别。为了更方便地在临床中应用，在 1987 年博汉农（Bohannon）和史密斯（Smith）对阿什沃斯量表进行适当地改动，将阿什沃斯量表法在原来评定方法的基础上增加了"1⁺级"，即改良阿什沃斯量表法，因此，分级也变为 6 个级别。具体评定方法见表 6。

表 6　改良阿什沃斯量表

等级	标准
0 级	无肌张力的增加，被动活动患侧肢体在整个范围内都无阻力
1 级	肌张力稍增加，表现为受累部分被动屈伸到 ROM（关节活动范围）之末出现很小的阻力，或出现突然的卡住和释放
1⁺级	肌张力稍增加，表现为被动屈伸患肢在前 50%ROM 出现轻微卡住的感觉，后 ROM 的 50% 范围内，始终呈现极轻度的阻力
2 级	肌张力轻度增加，被动活动患肢在 ROM 的大部分均有阻力，但受累部仍可以活动
3 级	肌张力中度增加，被动活动患肢在整个 ROM 内均有阻力，活动比较困难
4 级	肌张力高度增加，患侧肢体僵硬，阻力很大，被动活动十分困难
时间	
评级	
评定者	

2. 痉挛的客观评定方法

客观评定法有神经生理学方法和生物力学方法等，主要借助一定的仪器，较为客观地通过相应的测量指标，判断痉挛的严重程度。

（1）神经生理学方法

肌电图通过检查 F 波、H 反射、T 反射等电生理指标来反映脊髓节段内 α 运动神经元、γ 运动神经元、闰绍（Renshaw）细胞及其他中间神经元的活性，这为研究痉挛的病理生理机制提供了帮助。

H 反射：是以低于 M 波阈值的强度刺激混合神经干，在该神经支配的肌肉上引出一个迟发性复合肌肉动作电位（compound muscle action potential，

CMAP）。H 波在引出后，其振幅将随刺激强度上升而上升，当刺激强度接近 M 波阈值时，波幅达到最大水平，然后随着刺激强度和 M 波波幅的上升而下降。

F 波：运动神经纤维在受到刺激产生兴奋时，其冲动会向近端、远端双向传导，当冲动沿神经顺向传导至肌肉，可直接使之兴奋产生动作电位，即为 M 波；冲动逆向传至脊髓前角运动神经元可使之兴奋，该兴奋冲动再顺向传导至肌肉，使之再次兴奋而产生一个所谓的迟发性电位，此即 F 波。

表面肌电图（surface electromyography，sEMG）：又称为动态肌电图，是一种通过记录肌肉活动时的生物电信号、对身体无任何创伤和损害的检查手段，此方法在一定程度上能够反映运动单位的募集和同步化程度，进而能够评价上运动神经元损伤后的神经肌肉系统功能状态。表面肌电图能够区分痉挛与挛缩，当被动牵伸所测关节阻力增大，而拮抗肌肌电信号与静息状态无明显差异时，即为挛缩；肌电信号明显增大，即为痉挛。

针式肌电图检查时，因为多运用的是针式电极，会让人体承受相应的电刺激，所以患者需要承受一定的创伤和痛苦；同时，由于痉挛所导致的临床表现的相关性较差，故在临床中应用较少。表面肌电图的优点是一种无痛苦、无创伤的检查手段，在临床中较为常用。缺点就是在操作过程中容易受到噪音、电阻、脂肪厚度、采样时的姿势体位及年龄、性别等因素的影响，到目前为止还没有相应的广泛认可的常模建立。

（2）生物力学方法

① 钟摆试验（pendulum test）：是在患者肢体从抬高位顺着重力方向向下运动的过程中，观察患者肢体的摆动情况及从摆动到停止的过程，通过患者肢体自由摆动状态受限制或者被干扰来进行肌肉张力的评定，评定指标包括放松指数（relaxation index，RI）等。通常情况下，正常人的摆动角度呈典型的正弦曲线，而存在痉挛的肢体则摆动受限，运动过程并不是顺滑，并很快回到起始位置，痉挛越严重，摆动受限越显著。临床中，钟摆试验常用于下肢痉挛的评定，特别是股四头肌和腘绳肌的评定。

② 等速运动（isokinetic exercise）：指在关节运动过程中，借助一定的仪器，使得肢体始终保持在某一设定的角速度下进行，肌肉张力大小的变化并不能使肢体产生加速或减速的一种运动。临床上常用的等速测试方法包括等速摆动试验方法及等速被动测试方法。等速摆动试验在 1985 年由 Bohannon 等率先应用，即在等速装置上模拟钟摆试验的评定方法。评价指标主要为最大可能膝屈角度、第一摆动膝关节屈曲角度、摆动次数、摆动时间、放松指数、

幅度比等；等速被动测试方法是在 1993 年由菲鲁兹巴赫什（Firoozbakhsh）等率先开展，即在较先进的等速装置上通过预定角速度下被动运动测试其被动阻力力矩，类似于在等速装置上完成 Ashworth 量表法评定。评价指标主要为峰阻矩（peak torque，PT）和峰阻矩 / 体重比（peak torque to body weight，PT/BW）。国内外研究表明，无论是等速摆动试验，还是等速被动试验，对于痉挛的量化评定，都具有较好的信度和效度。

四、平衡功能评定

平衡功能是影响患者站立、行走及其他日常生活能力的重要功能之一。伯格平衡量表（Berg balance scale，BBS）是一个标准化的评定方法，已广泛应用于临床，显示出较好的信度、效度和敏感性。具体量表见表 7。

表 7　伯格平衡量表

序号	内容	评分标准
1	从坐位站起："请站起来，试着不用手扶"	4 分：不用手扶能够独立地站起并保持稳定
		3 分：用手扶能够独立地站起
		2 分：几次尝试后自己用手扶着站起
		1 分：需要他人少量的帮助才能站起或保持稳定
		0 分：需要他人中等或最大量的帮助才能站起或保持稳定
2	无支持站立："不用手扶，请站 2 分钟"	4 分：能够安全站立 2 分钟
		3 分：在监视下能站立 2 分钟
		2 分：在无支持的条件下能够站立 30 秒
		1 分：需要若干次尝试才能无支持站立达到 30 秒
		0 分：无帮助时不能站立 30 秒
3	无支持坐位：无靠背坐位，但双脚着地或放在一个凳子上，"请双臂交叉抱拢，坐 2 分钟"	4 分：能安全地保持坐位 2 分钟
		3 分：在监视下能够保持坐位 2 分钟
		2 分：能坐 30 秒
		1 分：能坐 10 秒
		0 分：没有靠背支持不能坐 10 秒
4	从站立位坐下："请坐下"	4 分：最小量用手帮助安全地坐下
		3 分：借助双手能够控制身体的下降
		2 分：用小腿的后部顶住椅子来控制身体的下降
		1 分：独立地坐，但不能控制身体下降
		0 分：需要他人帮助坐下

续表

序号	内容	评分标准
5	转移：准备两把椅子（一把无扶手，一把有扶手），要求被检查者分别向无把手和有把手椅子转移，"请坐到这把椅子上"	4分：稍用手扶着就能够安全地转移 3分：绝对需要用手扶着才能够安全地转移 2分：需要口头提示或监视能够转移 1分：需要一个人的帮助 0分：为了安全，需要两个人帮助或监视
6	无支持闭目站立："请闭眼站立10秒"	4分：能够安全地站10秒 3分：监视下能够安全地站10秒 2分：能站3秒 1分：闭眼不能达3秒，但站立稳定 0分：为了不摔倒而需要两个人的帮助
7	双脚并拢无支持地站立："不用手扶，双脚并拢站立"	4分：能够独立地将双脚并拢并安全站立1分钟 3分：能够独立地将双脚并拢并在监视下站立1分钟 2分：能够独立地将双脚并拢，但不能保持30秒 1分：需要别人帮助将双脚并拢，但能够保持双脚并拢站15秒 0分：需要别人帮助将双脚并拢，双脚并拢站立不能保持15秒
8	站立位时上肢向前伸展并向前移动	4分：能够向前伸出大于25cm 3分：能够安全地向前伸出大于12cm 2分：能够安全地向前伸出大于5cm 1分：上肢可以向前伸出，但需要监护 0分：在向前伸展时失去平衡或需要外部支持
9	站立位时从地面捡起物品	4分：能够轻易地且安全地将地面物品捡起 3分：能将地面物品捡起但需要监护 2分：伸手向下达2~5cm且独立地保持平衡，但不能将地面物品捡起 1分：试着做向下捡物品的动作时需要监护，但仍不能将地面物品捡起 0分：不能试着向下捡物品的动作，或需要帮助，以免失去平衡或摔倒
10	站立位转身向后看	4分：能从左右侧向后看，身体转移良好 3分：仅从一侧向后看，另一侧身体转移较差 2分：仅能转向侧面，但身体的平衡可以维持 1分：转身时需要监护 0分：需要帮助以防止失去平衡或摔倒

序号	内容	评分标准
11	转身 360°	4 分：在 4 秒的时间内，安全地转身 360°
		3 分：在 4 秒的时间内，仅能从一个方向安全地转身 360°
		2 分：能够安全地转身 360°，但动作缓慢
		1 分：需要密切监护或口头提示
		0 分：转身时需要帮助
12	无支持站立时将一脚放在台阶或凳子上	4 分：能够安全独立地站立，在 20 秒内完成 8 次
		3 分：能够独立地站立，在多于 20 秒完成 8 次
		2 分：无须辅助具在监护下能够完成 4 次
		1 分：需要少量帮助完成多于 2 次
		0 分：需要帮助以防摔倒或完全不能做
13	一脚在前的无支持站立	4 分：能独立将两脚一前一后排列并保持 30 秒
		3 分：能独立将一脚放在另一脚前方并保持 30 秒
		2 分：能独立迈一小步并保持 30 秒
		1 分：向前迈步需要帮助但能保持 15 秒
		0 分：迈步或站立时失去平衡
14	单腿站立	4 分：能独立抬腿并保持大于 10 秒
		3 分：能独立抬腿并保持 5~10 秒
		2 分：能独立抬腿并保持大于等于 3 秒
		1 分：试图抬腿，不能保持 3 秒，但可维持独立站立
		0 分：不能抬腿或需要帮助以防摔倒
总分		

五、脑卒中后手功能评定

脑卒中患者上肢功能及手功能活动明显受限，其中手的运动功能、灵巧度、日常生活活动、痉挛状态、肌力、关节活动度、本体感觉等在不同程度受限。

运动功能可以通过手臂动作调查测试（action research arm test，ARAT）、沃尔夫运动功能测试量表（Wolf motor function test,WMFT）及杰布森手功能测试（Jebsen hand function test，JHFT）等来评估。

1. Wolf 运动功能测试量表

Wolf 运动功能测试量表是一项基于实验室测试来评价偏瘫上肢运动功能及康复情况的量表，该量表由 15 个项目组成，1~6 项为简单的关节运动，7~15 项为较为复杂的复合功能动作。该量表不仅可以评价残损，又可以评价训练对残疾的效果。具体方法见表 8。

表 8　Wolf 运动功能测试量表

项目号	项目内容
1	前臂放到桌子上（侧面）
2	前臂由桌子放到盒子上（侧面）
3	在桌面上伸肘（侧面）
4	在桌面上有负荷伸肘（侧面）
5	手放到前面的桌子上（正面）
6	手由桌子放到盒子（正面）
7	在桌面屈肘拉回 0.45kg 的物体
8	拿起易拉罐送到嘴边
9	从桌面上拿起铅笔
10	从桌面上拿起曲别针
11	叠放 3 个棋子
12	翻转 3 张纸牌
13	在锁中转动钥匙
14	叠毛巾
15	提 1.35kg 的篮子到旁边桌子上

评分标准：

0 分：所测试的上肢没有尝试参与测试。

1 分：所测试的上肢没有功能性地参与但试图参与，在单侧动作的测试中，未被测试的上肢有可能帮助被测试上肢。

2 分：所测试的上肢参与测试并完成任务，但需要未测试上肢的帮助，如小的调整或变换位置，或需要 2 次尝试才能完成任务，或完成任务非常慢。在双侧任务中，被测试上肢功能损害非常严重，只能作为辅助。

3 分：所测试的上肢参与测试并完成任务，但是动作受到协同运动的一些影响，或动作完成较慢且需要努力才能完成。

4 分：所测试的上肢参与测试并完成任务，动作接近正常，但是完成速度轻度变慢，或缺乏精确度、良好的协调性和流畅性。

5 分：所测试的上肢参与测试并完成任务，表现为正常动作，以健侧上肢动作为正常标准。

2. 偏瘫手功能分级评定

偏瘫手功能分级评定用于评定偏瘫侧肢体的功能，以便于进行针对性治疗。偏瘫手功能分级评定见表 9。

表 9　偏瘫手功能分级评定表

序号	检查动作
1	健手在患手的帮助下剪开信封
2	患手在空中拿住钱包，健手从钱包中取出硬币，包括拉开、合上拉链
3	患手把伞在空中垂直支撑 10 秒钟以上
4	患手用未经改造的大剪指甲刀（长约 10cm）剪健手指甲
5	患手系健侧衬衫袖口的纽扣

评定标准：

废用手：不能做 5 个动作中的任何动作。

辅助手 C：只能做 5 个动作中的任意 1 个动作。

辅助手 B：只能做 5 个动作中的任意 2 个动作。

辅助手 A：只能做 5 个动作中的任意 3 个动作。

实用手 B：只能做 5 个动作中的任意 4 个动作。

实用手 A：能做 5 个级别中的所有动作。

六、下肢步行功能评定

1. 功能独立性量表

患者下肢步行功能可以用功能独立性量表（function independent measure，FIM）中的步行部分来评估。FIM 评分分为 7 级 6 类 18 项，每项满分 7 分，共 126 分；包括处理活动、括约肌控制、转移、行走、交流和社会认知 6 类；最高分 7 分，最低分 1 分；其中移动能力项目评定，依据辅助量来判定，具体见表 12。

2. 起立 - 行走计时测试

起立-行走计时测试（timed up and go test）是一种快速定量评定功能性步行能力的方法，由皮迪萨德尔（Podisadle）、理查森（Richardson）、马蒂亚斯（Mathias）等人在起立行走测试（get-up-and-go test）的基础上加以改进而形成。

（1）测试方法

起立-行走计时测试方便、易操作，仅需要一把有扶手的椅子和一个秒表。评定时，患者要穿平常穿的鞋，坐在有扶手的靠背椅上（椅子座高约 45cm，扶手高约 20cm），身体靠在椅背上，双手放在扶手上，可以使用辅助器具，测试者在离座椅 3 米远的地面上贴一条彩条或放置明显的标志物。当测试者发出"开始"的指令后，患者从靠背椅上站起。站稳后，按照平时走路的步态，向前走 3 米，过粗线或标记物处后转身，然后走回到椅子前，再转身坐下，靠到椅背上；测试过程中不能给予任何躯体的帮助。测试者记录患者背部离开椅背到再次坐下（靠到椅背）所用的时间（以秒为单位）及在完成测试过程中出现可能会摔倒的危险性。正式测试前，患者可以练习1~2次，以确保患者理解整个测试过程。

（2）评分标准

时间 <10 秒，可自由活动；时间 <20 秒，大部分可独立活动；20~29 秒，活动不稳定；时间 >30 秒，存在活动障碍。

测试者除记录所用的时间外，对测试过程中的步态及可能会摔倒的危险性按以下标准打分。

1分：正常。

2分：非常轻微异常。

3分：轻度异常。

4分：中度异常。

5分：重度异常。

3. 霍顿（Holden）步行功能分类

Holden 步行功能分类常用于评定步行能力，具体标准见表 10。

表 10 Holden 步行功能分类

分级	评定标准
Ⅰ 不能步行（nonambulator）	完全不能步行
Ⅱ 非功能性步行（nonfunctional ambulator）	借助于膝-踝-足矫形器（KAFO）、手杖等能在室内行走，又称治疗性步行
Ⅲ 家庭性步行（household ambulator）	借助于踝-足矫形器（AFO）、手杖等能在室内行走自如，但在室外不能长时间行走
Ⅳ 社区性步行（community ambulator）	借助于 AFO、手杖或独立可在室外和社区内行走、散步、去公园、去诊所、购物等活动，但时间不能持久，如需要离开社区长时间步行仍需坐轮椅
时间	
分级	
评定者	

4. 步行周期 RLA 八分法

（1）首次触地

首次触地为步行周期和支撑期的起始点，指足跟或足底的其他部位第一次与地面接触的瞬间。正常人行走的首次着地方式为足跟着地。

（2）承重反应期

承重反应期指足跟着地后足底与地面全面接触瞬间。

（3）站立中期

站立中期指从对侧下肢离地至躯干位于该侧腿正上方时，此时重心位于支撑面正上方（15%~40% 步行周期）。

（4）站立末期

站立末期指从支撑足跟离地时到对侧下肢足跟着地的时间（40%~50% 步行周期）。

（5）迈步前期

迈步前期指从对侧下肢足跟着地到支撑足趾离地之前的时间（50%~60% 步行周期）。

（6）迈步初期

迈步初期指从支撑腿离地至该腿膝关节达到最大屈曲的时间（60%~70% 步行周期）。

（7）迈步中期

迈步中期指从膝关节最大屈曲摆动到小腿与地面垂直的时间（70%~85% 步行周期）。

（8）迈步末期

迈步末期指与地面垂直的小腿向前摆动至该足跟再次着地之前的时间（85%~100% 步行周期）。

七、日常生活能力评定

临床中常用的日常生活能力评定方法包括 Brathel 指数和功能独立性评定（FIM）。

1. 巴特尔（Brathel）指数

Barthel 指数是在 1965 年由美国人多罗西·巴特尔(Dorother Barthel)及弗洛伦斯·马赫尼（Floorence Mahney）设计并制订的，是美国康复治疗机构常用的一种日常生活活动（ADL）评定方法。Barthel 指数评定很简单，可信度、灵敏度较高，是应用较广、研究最多的一种 ADL 评定方法。

（1）评定内容

具体评估的内容为进食、洗澡、修饰、穿衣、控制大便、控制小便、如厕、床椅转移、平地行走及上楼梯 10 项日常活动能力，具体方法见表 11。

表 11 Barthel 指数

项目	分数	内容	初期评定	中期评定	末期评定
进食	10	自己在合理的时间内（约 10 秒钟吃一口）可用筷子取眼前的食物；若需辅具时，应会自行穿脱			
	5	需部分帮助（切面包、抹黄油、夹菜、盛饭等）			
	0	依赖			
转移	15	自理			
	10	需要少量帮助（1 人）或语言指导			
	5	需 2 个人或 1 个强壮、动作娴熟的人帮助			
	0	完全依赖别人			
修饰	5	可独立完成洗脸、洗手、刷牙及梳头			
	0	需要别人帮忙			
上厕所	10	可自行进出厕所，不会弄脏衣物，并能穿好衣服；使用便盆者，可自行清理便盆			
	5	需帮忙保持姿势的平衡，整理衣物或使用卫生纸；使用便盆者，可自行取放便盆，但须仰赖他人清理			
	0	需要他人帮忙			
洗澡	5	可独立完成（不论是盆浴或淋浴）			
	0	需要别人帮忙			
行走（平地45m）	15	使用或不使用辅具皆可独立行走 50m 以上			
	10	需要轻微地扶持或口头指导方可行走 50m 以上			
	5	虽无法行走，但可独立操纵轮椅（包括转弯、进门及接近桌子、床沿）并可推行轮椅 50m 以上			
	0	需要别人帮忙			
上下楼梯	10	可自行上下楼梯（允许抓扶手、用拐杖）			
	5	需要稍微帮忙或口头指导			
	0	无法上下楼梯			
穿脱衣服	10	可自行穿脱衣服、鞋子及辅具			
	5	在别人帮忙下，可自行完成一半以上的动作			
	0	需要别人帮忙			
大便控制	10	能控制			
	5	偶尔失禁（每周 <1 次）			
	0	失禁或昏迷			
小便控制	10	能控制			
	5	偶尔失禁（每周 <1 次）或尿急（无法等待便盆或无法及时赶到厕所）或需别人帮忙处理			
	0	失禁、昏迷或需要他人导尿			
总分					

上篇 基础篇 第二章 脑卒中神经系统检查

（2）评分标准

最高分 100 分；60 分以上：良，生活基本自理；41~60 分：中度残疾，日常生活需要帮助；21~40 分：重度残疾，日常生活明显依赖；20 分以下：完全残疾，日常生活完全依赖。

2. 功能独立性评定量表

功能独立性评定（FIM）量表是 1987 年由美国纽约州功能评估研究中心的研究人员提出，相比较其他针对功能障碍人士设计的日常生活能力评定量表，FIM 量表更全面、客观地反映患者 ADL 能力的评定方法，具体内容见表 12。

表 12　功能独立性评定量表

项目	评分标准
Ⅰ. 处理活动 　1. 进食 　2. 梳洗修饰 　3. 洗澡 　4. 穿上衣 　5. 穿下衣 　6. 上厕所	1. 独立（活动中他人无需帮助） 7 分：完全独立。所有活动均能规范地、安全地完成，不需修改、使用辅助设备或用具，并在合理的时间内完成 6 分：有条件的独立。有一种或一种以上下述情况：活动中需辅助设备；需比正常长的时间内；或有安全方便的顾虑
Ⅱ. 括约肌控制 　7. 膀胱控制 　8. 直肠控制	2. 依赖（为了进行活动，需要由他人给予监护或身体上的帮助，或不能进行活动） （1）有条件地依赖
Ⅲ. 转移 　9. 床椅–轮椅 　10. 如厕 　11. 上浴室（盆浴或淋浴）	5 分：监护或准备，所需的帮助不多于准备（紧急时用）、提示或哄劝，帮助者不能有身体接触；或帮助者仅帮助准备必需用品，或帮助戴上矫形器 4 分：最小量接触身体的帮助，帮助者超过轻触的帮助，患者自己付出的努力仅为 50%~75%
Ⅳ. 行走 　12. 步行 / 轮椅 　13. 上下楼梯	（2）完全依赖 2 分：大于的帮助，患者自己付出的努力为 25%~50% 1 分：完全依赖他人，患者自己付出的努力 <25%
Ⅴ. 交流 　14. 理解 　15. 表达	所有记分项目，不得空白
Ⅵ. 社会认识 　16. 社会交往 　17. 解决问题 　18. 记忆	运动类活动总分最低为 10 分，最高为 31 分；认识类活动总分最低为 5 分，最高为 35 分；FIM 总分最低为 18 分，最高为 126 分
总分	

功能独立性评估分为7级6类18项，计分方法采用7分制，评定结果由18项总分相加，最高为126分，最低为18分，得分越高，表示功能独立性越好，依赖性越小。

各分值代表含义：

126分：完全独立。

108~125分：基本独立。

90~107分：有条件的独立或极轻度依赖。

72~89分：轻度依赖。

54~71分：中度依赖。

36~53分：重度依赖。

19~35分：极重度依赖。

18分：完全依赖。

第三章

脑卒中的康复治疗

第一节 运 动 疗 法

　　根据疾病的特点和患者的功能状况，利用电疗法、光疗法、超声波疗法、磁疗法、水疗法、石蜡疗法、冷疗法、牵引疗法、按摩疗法等物理因子或手法对患者进行被动治疗，称为被动的物理治疗，有人称为恢复训练、治疗性锻炼、功能训练、康复训练等。运动疗法是以患者主动参与为主的一种特殊治疗方法，已经形成了针对某些疾患进行康复治疗的独立体系。它可以改善人体局部和整体的功能，起到预防、改善和恢复的作用。

一、主动运动

1. 辅助主动运动

　　辅助主动运动是在器械、治疗师或自己健康肢体的帮助下，患者尽最大努力完成的运动。

2. 主动运动

　　主动运动是不依靠外力而完全由患者主动收缩肌肉完成的运动。

二、助力运动

　　助力运动为部分运动借助于外力的帮助，部分运动由患者主动收缩肌肉来完成。外力可以来自机械（如滑轮、悬吊等），也可以来自健侧肢体或他人的帮助。

三、被动运动

被动运动是完全依靠治疗师、器械或者患者本身的健康部位等外力协助患者完成的运动，如按摩、关节松动技术及各种训练法中的被动手法等。运动时患者完全不用力，肌肉不收缩，肢体处于放松状态，由外力完成整个过程。

四、放松性运动

放松性运动是以放松肌肉和神经为主要目的的运动，如医疗步行、医疗体操、保健按摩、太极拳等，一般适合于患有心血管和呼吸系统疾病的患者、老年人及体弱者。

五、力量性运动

力量性运动是以增加肌肉力量为主要目的的运动，如各种持器械医疗体操、抗阻力训练（如沙袋、实心球、哑铃、拉力器等）。

六、局部运动和整体运动

局部运动是指以改善局部功能为主的运动，如四肢骨折患者的关节活动训练、周围神经损伤患者的肌肉力量训练、局部按摩、手法治疗等。整体运动是指以恢复体力、提高身体素质为主的运动治疗，如有氧运动、健身训练、医疗体操等。

七、其他

手法关节松动技术、麦肯基（McKenzie）疗法、各国不同风格的传统按摩、推拿手法、生物力学疗法、渐增阻力训练法、关节活动度的维持与改善训练法、呼吸系统疾病运动疗法、步态矫正训练法等。

第二节 作 业 疗 法

作业疗法，是采用工作、劳动、休闲游戏、自助工具及夹板、作业环境改造等以作业活动为主要治疗手段，包括针对功能障碍的功能训练、技能性作业训练，内容丰富、形式多样的治疗方法。它可以促进功能进步，激发患者的信心和热情，改善患者精细动作与协调力、耐力等功能，提高作业活动的能力与生活质量。

一、功能性作业疗法

根据障碍的不同，训练可以分为关节活动度训练、精细动作训练、肌力增强训练、耐力训练等多种类型。针对患者的障碍、残存功能、心理状态和兴趣爱好，设计和选择相应的作业活动，如织毛衣、摆积木、穿鞋带、木工、雕刻、游戏、打球等。患者通过完成作业疗法师精心设计的某项感兴趣的活动，改善身体的功能，从而达到治疗的目的。

二、日常生活能力训练

日常生活能力是患者最基本的需要，也是作业疗法的主要内容。因此，要对患者日常生活能力进行全面的评价，这种量化性的评价是确定训练目标和训练计划的重要环节。进食、更衣、梳洗和修饰、如厕、卫生清洁、做饭、门户安全、使用电器、家务劳动等项目的难度较大，不仅要对患者进行专门的训练，而且在功能难以改善时还要进行环境控制和改造、自助具的设计与制作等，以提高患者的自理能力。

1. 穿衣服

为了方便穿脱，患者尽量不穿套头衫；下装尽量不用扣裤子、不用腰带，改用松紧带；鞋子不穿系带鞋，改穿粘扣鞋。

2. 开衫上衣的穿法

穿衣时，患者先将患手伸入袖内，再将衣领拉到肩部，然后用健手转到身后拉过衣服穿上袖子，最后系扣。

3. 开衫上衣的脱法

患者先将患侧上衣脱至肩以下，将健侧衣领拉到肩下，健手先出，再脱患手。

4. 穿脱裤子

患者应在床上穿脱裤子，坐起将患腿屈膝屈髋，患腿穿上裤腿后尽量上提，健腿穿上裤腿，然后躺下，做桥式动作把裤子拉到腰部，最后臀放下，整理裤带。

5. 洗漱

患者洗漱时可使用辅助具，如刷牙时可将牙刷柄加大、加长，或在柄上加一尼龙搭扣圈，以便于持握；梳头时可用弯柄梳；洗澡时可用洗澡椅，并使用长柄洗擦具。

6. 家务活动

最基本的几项家务活动，如用电饭煲做米饭、煮面、简单的汤、蛋炒饭、用微波炉加工食品，使用轮椅去购物等。

7. 休闲娱乐

治疗师可以组织患者进行下棋、绘画、手工编织、小手工艺品制作、套圈、抛球等娱乐活动，以调节患者生活，改善其精神心理状态，有利于加强社会交往。

8. 手指精细活动训练

捡珠子、打结、插钉、书法、绘画、拼图、打字、捡豆豆等。

三、专业技能训练

患者结束康复医学训练后回归社会与家庭，掌握适合身体条件的技能，如木刻、黏土作业、编织、刺绣、书写、打字、操作计算机等，可改善患者的躯体功能障碍和心理障碍，并为就业做体力与技能的准备。

第三节 语言疗法

语言疗法，又称言语疗法，即对有言语障碍的患者进行针对性地治疗。主要通过言语训练或借助于交流替代设备（如交流板、手势语等）达到治疗的目的。言语治疗开始得越早，效果越好。治疗前应及时进行全面的言语功能评定，制订治疗方案；治疗时由简单到复杂；如果听、说、读、写等功能均有障碍，重点应放在口语的训练上。

一、语言障碍的发病特点

临床上有痉挛性构音障碍、运动失调性障碍、混合性构音障碍，常见的有喉塞发音、声带破裂音、咽摩擦音、齿间化发音、鼻塞发音等，以构音器官障碍和语言发育迟缓为特点。

1. 构音器官（下颌、口唇、舌等）障碍

由于中枢神经系统受损，引起构音器官的肌肉无力、肌张力异常及运动不协调等，产生发音、发声、共鸣、韵律等语言运动控制障碍。

2. 语言发育迟缓

讲话迟，词语增加迟，有的只能发单字，很难用完整的句子表达，这与

语言环境及周围环境的限制有关。

二、治疗方法

1. 发音功能训练

（1）呼吸训练

吹气泡、吹气球、吹口琴、吹哨子、打口哨等。

（2）舌的训练

如吃口香糖、棒棒糖等，增加面部肌肉和舌的运动功能。再如，舌尖运动（伸缩舌头）、舌及附属肌肉运动（舔上下口唇）、唇运动（吹气）。训练时要摒弃先练声母、韵母，再练词语、句子的传统方法，应先从拟声词和较常用的词语入手，如单音、单字、爸爸、妈妈、汽车声等模仿发音，说出图画上的物体名称，然后再逐渐练习词语、短语和句子。在练习句子时，最好选择歌词较为简单的儿童歌曲，边唱边练，在欢乐的氛围中愉快地练习。

（3）咀嚼训练

咀嚼动作需要口腔内所有的构音器官参与，这是训练构音器官最原始的也是最有效的方法，如吃红薯条、果脯等。

2. 理解能力训练

（1）语言性理解能力训练

听觉（叫名字）、视觉（看图、实物等）。

（2）非语言性理解能力训练

理解手势、辨别常听到的声音、跟音乐节奏拍手。

三、治疗形式

1. "一对一"训练

"一对一"训练，即一名治疗师对一名患者的训练方式。其优点是患者容易集中注意力，刺激条件容易控制，训练课题针对性强，并可及时调整。

2. 自主训练

患者经过"一对一"训练之后，具备了独立练习的基础，这时治疗师可将部分需要反复练习的内容让患者进行自主训练。患者可选择图片或字卡来进行呼名练习或书写练习，也可用录音机进行复述和听写练习，还可用电脑进行自主训练，选择可进行自我判断、自我纠正及自我控制的程序训练，教材及内容由治疗师设计决定和定期检查。

第四节　脑卒中后运动再学习疗法

一、基本概念

运动再学习疗法（motor relearning programme，MRP）认为受损的中枢神经系统运动功能的恢复要依靠患者对运动的再学习，它广泛吸收生物力学、运动科学、神经科学、行为科学等学科的理论，强调以功能性训练为任务，在引导患者主动参与和认知的前提下，采用系统科学的运动学习方法指导患者进行运动再学习，最终恢复患者的运动功能，目前主要用于脑卒中患者治疗。

MRP 中包含了对卒中患者上肢、口面部、从仰卧到床边坐起、坐位平衡、站起与坐下、站立平衡及行走 7 个方面的功能训练。

治疗师需要熟知训练动作的基本成分并指导患者学习，在训练过程中与患者一起分析缺失的成分，并针对性地进行功能性训练，最终将训练转移到日常生活。如果患者开始难以完成完整的功能性训练，可以先练习其中的个别成分，但是必须让患者明白自己在练习什么，并且要与下一个准备练习的动作之间存有连贯性。MRP 治疗脑损伤功能障碍主要依据脑的可塑性和脑的功能重组，在治疗过程中强调限制不必要的肌肉运动，发挥反馈的重要性，为患者创造有利于恢复和学习的环境。

二、基本原理

1. 脑的可塑性

脑的可塑性是脑损伤后神经系统会发生适应性改变的基础。由于脑结构和功能的复杂性，不同的研究者从不同的角度进行研究，为卒中后脑功能的重塑提供了丰富的可能性。根据近年来相关的机制研究，主要从分子水平、细胞水平和系统水平来阐述脑卒中康复的可能机制。

（1）分子水平

大脑中动脉闭塞后几分钟内，血流量明显减少的脑组织会发生致命的损伤和细胞的死亡。损伤最严重的核心区域被缺血半暗带包围，这些组织由于血流量减少而暂时丧失功能，但这个区域的细胞仍然处于代谢活跃状态。在缺血发生的初期，缺血半暗带可以占到损伤区域的一半，这为卒中后功能障碍的康复提供了可能。及时恢复缺血脑区的血流供应，对于拯救缺血细胞及受损的脑功能非常重要。新的血流供应需要依赖重新建立的血管网。血管内皮生长因子与新生血管的形成密切相关，能够促进缺血脑组织新血管形成。运动能够影响陷窝蛋白 –1/ 血管内皮细胞生长因子（caveolin-1/VEGF）通路，提高 caveolin-1 和 VEGF 的表达，有助于恢复缺血脑区的血氧供应。运动还可以促进血管紧张素 –1（Ang-1）、信使核糖核酸（mRNA）及血管紧张素受体（Tie2）的表达，其在血管的生成中扮演重要角色。此外，内皮细胞在血管新生过程中也发挥着重要作用。蛋白激酶 B（Akt）是缺血区内皮细胞存活和增殖的关键因素，运动可以提高磷酸化 Akt 的表达及缺血区微血管内 Akt 的密度，这些都有助于脑功能的恢复。

（2）细胞水平

新神经元的产生是细胞水平脑可塑性的主要表现。神经再生主要表现为轴突结构上的芽生与功能上的重塑，星形胶质细胞在此过程中发挥双向作用。活化的星形胶质细胞分泌的生长因子、神经营养因子等有利于神经元的存活和发育，但是当生长因子分泌过度或者分泌白介素、干扰素等会抑制神经再生，在损伤局部星形胶质细胞增殖形成胶质瘢痕也会阻碍神经突触功能的重塑。一项关于缺血性脑卒中动物模型的荟萃（Meta）分析显示骨髓基质细胞治疗能显著降低缺血性脑卒中动物模型的总梗死体积，促进神经功能恢复，目前的研究已经证实人的脑组织内海马和侧脑室下区终生存在神经干细胞，并能够在一定微环境中分化成具有新功能的神经细胞，干细胞移植技术为脑卒中康复提供了另一种可能。卒中后突触的形成和消除，能够引起结构的重构，从而改变神经网络。

（3）系统水平

脑结构的改变和脑区的激活是系统水平脑的可塑性的主要表现。研究显示从急性期持续 6 个月的音乐治疗能够增加左右额上回、右中额上回、左腹扣带皮层及右腹纹状体的灰质体积。虽然卒中后会发生广泛范围的灰质体积的增减，但是并不是所有区域相关变化都与运动功能改善有关。一项研究对此进行了观察，发现对侧海马和前叶灰质体积的增加与运动功能的改善密切相关，但是次级运动相关的脑区灰质体积的增加却并不能直接反映运动功能改善情况。一项临床随机对照试验表明，精细的上肢训练具有更显著的康复疗效，功能性磁共振成像（fMRI）显示与功能活动密切相关的健侧辅助运动区和扣带回前区的活动增强。

2. 以任务为导向，限制不必要的肌肉活动

运动再学习训练不是单纯的肌力训练，而肌力的增强也并不代表能力的提高，研究已经证实，患者在进行大部分日常生活活动时，力量的输出并不等于其所能达到的肌力峰值。功能性的活动需要完整的力量、协调或平衡能力的统一。运动再学习以任务为导向，反复练习而重新获得运动控制的能力。上运动神经元损伤后，对下运动神经元兴奋性的抑制减弱，卒中患者常表现为肌力的不平衡，运动控制不良。运动再学习在训练过程中，严格遵循运动发生的先后顺序，有针对性地对作业活动的缺失成分进行训练，并保持低水平用力，避免了兴奋在中枢系统中的扩散。

三、基本原则

1. 尽早开始康复训练，训练目标明确

脑卒中后及时有效的康复治疗可以减少患者因误用和失用导致的适应性改变，促进运动功能恢复，治疗应包括尽早诱发肌肉主动活动、维持软组织长度、强化肌力训练，如患者离床和站立训练。

2. 诱发正确的肌肉活动，消除不必要的肌肉活动

脑卒中后患者易出现几种类型错误的倾向：① 患者倾向于用不正确的肌肉去完成特殊的运动。② 为了运动的需要，患者可能过强地收缩肌肉，以代偿控制不良。③ 患者可能运动正常侧，忽略患侧的使用。④ 患者可能活动正确的肌肉，但肌肉的空间和时间的动态关系紊乱。这些都提示患者缺乏运动控制和运动技能，因此，对运动的学习由激活较多的运动单位，以及抑制不必要的肌肉活动两个方面所组成。

3. 反馈的适时应用

反馈的应用贯穿在运动再学习方案的实施中：① 视觉反馈：鼓励患者应用视觉的信息了解运动的表现及结果，给患者空间的提示，使患者能够预先准备和预测环境的变化。② 语言反馈：治疗师应用具体、简练和准确的指令，使患者掌握运动要点。③ 生物反馈：当肌肉活动用触觉和视觉不能感知时，生物反馈的应用可以给患者提供肌肉活动的视觉和听觉反馈，并监测患者的练习是否正确。

4. 重心调整训练

患者需要学习重心调整才能维持身体的平衡。重心调整训练的原则包括以下几点：① 当身体各部位处于正确对线关系时，仅需极小能量便能维持直立姿势的稳定。因此，平衡训练的重点应在正常的支撑面中纠正身体各部的对线。② 坐位和站立位的平衡训练需要患者在坐位和站立位下获得经验并重获平衡控制能力。③ 在训练过程中，治疗师要与患者保持合适的距离，不要

抓住患者以至于影响到其体位调整或导致不必要的体位调整。

5. 创造学习和促进恢复的环境

闭合性环境与开放性环境相结合。闭合性环境是指训练在一种固定不变的条件下进行，这种训练有助于早期患者对动作要领的尽快掌握。而开放性环境是指训练在不断变化的环境条件下进行，这种变化以患者能力为依据，引导患者提高灵活性，逐渐贴近实际生活环境。运动丧失成分的强化训练应与完整的技能训练相结合，即部分训练和整体训练密切配合。

四、基本特点

运动再学习疗法以生物力学、运动科学、神经科学和认知心理学等为理论基础，以作业与功能为导向，在强调患者主观参与和认知重要性的前提下，按照科学的运动学习方法对患者进行再教育以恢复其运动功能的一套完整的方法。它不是在治疗室里简单地活动患者，或让患者跟着动，而是有以下特点。

1. 主动性

它是通过对患者的教育，让其主动参与，而治疗师只是辅导者。

2. 科学性

它以生物力学、运动科学、神经科学和认知心理学等为理论指导。

3. 针对性

该疗法需根据现存的功能，训练障碍的功能。

4. 实用性

该疗法将所有训练与作业、日常生活结合起来。

5. 系统性

该疗法不仅要训练，还要考虑学习训练的环境因素，包括家人的配合与参与，即能在离开训练室后能继续学习和坚持训练。

6. 重复性

该疗法为了较好促进脑的功能重组，需要多次反复的动作训练，使患者充分体验每一个简单动作到每一组复杂动作的正常运动感觉和所需力度，从而较好地掌握和提高运动控制能力，促进多肌群的协调运动。

五、脑卒中患者运动再学习技术

根据脑卒中急性期偏瘫患者的主要临床表现（肌张力下降、随意运动消失、移动能力障碍和平衡功能障碍）等问题设计训练步骤，共分为 4 个步骤：缺失的运动成分分析、缺失的运动成分练习、功能性任务练习、优化技巧，将练习转移至实际生活环境中等，训练内容如下。

1. 上肢功能训练

（1）上肢前伸和指点训练

① 患者仰卧或侧卧，治疗师举起患者的上肢，保持在 90°，患者向天花板方向举上肢，要保持肩胛活动，不要前臂旋前、肩内旋；不要主动后缩肩，主要是肌肉的离心收缩；不要肩外展。② 患者仰卧保持前屈 90°，患者手举至头上或手掌摸头，不要前臂旋前和肩外展。③ 患者仰卧位，上肢屈曲 90°，在治疗师引导下向各个方向移动并保持控制能力。④ 患者坐在桌前，练习上肢前伸和抬起；患者要在可控制的范围内活动，要逐渐增加活动度；患者在肩屈曲大于 90°时，应训练小于 90°的前伸动作，直至各个角度达到控制能力。

（2）训练腕伸展

患者坐位，上肢有桌子支撑，前臂中立位，手指和拇指握住杯子，让患者努力抬起杯子；伸腕放下杯子，屈腕放下杯子，治疗师给患者的口令是指示放杯子的位置，患者为前臂中立位，让患者用手背触及物体距离逐渐增加。

（3）训练拇指外展

① 治疗师保持前臂中立位、腕伸展位，让患者试图抓握和放开物体。治疗师需要引导动作，直至患者获得肌肉的控制。② 用拇指将一轻物体推开，不允许用腕屈代偿拇指外展。

（4）训练用手操作事物

用拇指和其他指练习拾起各种小物品，并练习抓握时前臂的旋后；注意要用拇指的指腹，并且松开物体时不是通过腕屈完成。

2. 床边起坐训练

（1）颈部侧屈训练：患者健侧卧位，头离开枕头，再缓缓地将头放回枕头，不允许颈部旋转和前屈。

（2）患侧床边起坐训练：患者侧屈头，治疗师一手于患者肩下部另一手向下压骨盆。患者的健侧手置于患侧腋下用力撑起，不能重心后移训练起坐。

3. 坐位平衡训练

（1）身体重心侧屈前屈的训练：治疗师或家属在保护下推动患侧身体让其重心进行前、后、左、右变化。

（2）身体向前向后的移动训练：患者坐在轮椅上或床上，两侧臀部交替抬起、放下训练。

4. 站立坐下训练

患者在不同的高度、不同的硬度的椅子，或在床上站起或坐下，要练习重心前移或扶物站起。

5. 站立平衡训练

站立床训练、髋关节屈伸训练、膝关节屈伸训练、身体重心前后移动训练、患侧下肢负重支持训练、患腿负重训练、坐下与站立训练。

6. 行走准备训练

站立相互训练、站立伸髋训练、站立膝关节屈伸训练、踏步训练、加强骨盆水平前移动作、膝关节屈曲训练、迈步训练、行走训练、上下楼利用手杖、楼梯扶手、平行杠进行行走训练。

7. 足下垂训练

（1）患者卧床屈髋屈膝，膝盖弯曲至90°左右，双手抱小腿行后拉。

（2）当患者能够离开病床时，在家人的搀扶帮助下，可以做膝关节的蹲起活动，膝关节周围内部的交叉韧带和韧带关节囊粘连的软组织松弛，患者即可做屈伸运动。

下篇　临床篇

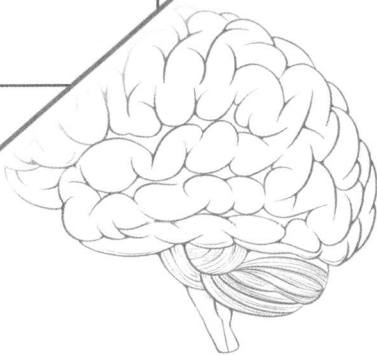

第四章

脑卒中

脑卒中，是指因急性非外伤性脑局部血供障碍引起的局灶性神经损害，又称"急性脑血管意外"，中医称之为中风。根据发病时间，可分为急性期（软瘫期）、恢复期（常伴随肢体痉挛等并发症）及后遗症期。

脑卒中具有高发病率、高致残率、高死亡率、高复发率的"四高"特点。脑卒中目前已成为人类死亡率最高的疾病之一，位居我国死亡原因第一位。临床上常见半身瘫痪并伴有各种并发症，包括语言障碍、吞咽障碍、认知障碍、抑郁症、肩痛、肢体痉挛等。

据世界卫生组织（WHO）及《全球卒中报告》数据显示，截至2021年，每年脑卒中新发脑卒中1300万例，发病率为170/10万，每年约550万人死于卒中，占全球死亡人数的11%。我国每年用于治疗脑血管病的费用在100亿元以上，加上误工、护理等间接经济损失每年合计花费近200亿元，给国家社会、个人家庭带来沉重的负担。除个人生活习惯外，环境因素尤其是雾霾、气温骤变等也严重影响脑卒中的发病。

脑卒中的主要临床表现为患者平时出现头晕、头痛、耳鸣、目眩、面赤，常发口腔溃疡、下肢发凉等。发病时不同的责任血管会出现不同的症状，包括突然昏倒，可伴有意识障碍、口眼㖞斜、舌强语謇、半身不遂、口噤不开、牙关紧闭、两手握固、大小便不通、目合口张、鼻鼾息微、手撒肢冷、汗多、大小便自遗、肢体软瘫。脑卒中患者经过救治，神志清醒后多留有后遗症，如半身不遂、肢体痉挛、关节变形。

第一节 脑 梗 死

一、概述

脑卒中可分为缺血性脑卒中和出血性脑卒中。缺血性脑卒中，又称缺血性脑梗死，脑缺血性病变的病理分期为超早期（发病1~6小时）、急性期（发病6~24小时）、坏死期（发病24~48小时）、软化期（发病3日~3周）、恢复期（发病3~4周），其中恢复期可持续数月至2年。分期的意义是针对不同时期的缺血性脑卒中进行治疗。

脑梗死急性期表现为核心梗死区域周围有缺血半暗带，可在血流改善后恢复部分功能，从而减轻脑梗死症状，是早期介入的极佳时机，因而在临床上备受重视。70%~80%的卒中发病是由缺血性脑卒中导致，是卒中最常见的临床类型。

二、发病机制

根据脑局部组织缺血性坏死发生的机制不同，可将脑梗死分为三类，即脑血栓、脑栓塞、血流动力学机制引起的脑梗死。三者在发病的缓急、进展和预后上各不相同。

1. 脑血栓

脑血栓是缺血性卒中最常见的类型之一，其发病原因和机制主要有以下几种。

（1）动脉粥样硬化

动脉粥样硬化主要发生在管径大于 $500\mu m$ 的动脉，如颈内动脉或椎基底动脉，多见于动脉分叉的位置。因斑块破溃、血肿等引起管腔严重狭窄或闭塞而形成血栓，使血管堵塞。脑动脉粥样硬化在高血压患者中最为常见，糖尿病和高脂血症会加速动脉粥样硬化的进程。

（2）动脉炎

各种感染如结缔组织病、细菌、病毒、螺旋体等可引起动脉炎，使血管内皮功能紊乱而发生痉挛，引起管腔狭窄或闭塞。

（3）其他罕见的病因

药源性病因，如使用可卡因、安非他命等药物；血液系统疾病，如真性红细胞增多症、血栓性血小板减少性紫癜、弥散性血管内凝血等；遗传性高凝状态，主要包括抗凝血酶Ⅲ缺乏症、蛋白 C 缺乏症、蛋白 S 缺乏症；抗磷脂抗体，包括抗心磷脂抗体、抗狼疮凝血素等；先天性血管病变，主要包含脑淀粉样血管病、烟雾病、肌纤维发育不良等。此外，尚有极个别不明原因的病变也可以引起脑血管病变。

2. 脑栓塞

脑栓塞是指血液中的各种栓子脱落，栓子随血流进入血管引起血管堵塞的一类缺血性脑卒中，其病因和发病机制主要有以下几种。

（1）心源性

心源性脑栓塞占脑栓塞发病率的 60%~75%。其特点是发病急骤。由于血流动力学发生变化，在心内膜、瓣膜等部位产生栓子，脱落后随血流堵塞脑血管而致病。常见的病因为心房颤动，还有急性心肌梗死、瓣膜病等，其他病因如心房黏液瘤、二尖瓣脱垂、心内膜纤维变性、先天性心脏病或瓣膜手术等。

（2）非心源性

非心源性脑栓塞指栓子并非来源于心脏，常见原因有以下几个方面。

① 动脉粥样硬化斑块脱落性血栓栓塞：动脉粥样硬化斑块破裂，与血液中的血小板等结合形成栓子，沿颈内动脉或椎基底动脉进入脑血管。

② 脂肪栓塞：多见于长骨骨折或手术及外伤，脂肪逃逸形成栓子，进入脑血管。

③ 空气栓塞：主要见于静脉穿刺操作不当、潜水过程突然减压、人工气胸等。

④ 癌栓塞：浸润性生长的恶性肿瘤破坏血管，癌细胞进入血液循环形成癌栓。

⑤ 其他：少见的感染性脓栓、寄生虫栓甚至异物栓都可造成脑栓塞。

（3）来源不明性栓塞

少数病例查不到栓子来源。

3. 不同血管闭塞的表现

（1）颈内动脉闭塞的表现

颈内动脉是前循环中最重要的血管，承担全脑约 2/3 的供血。但因闭塞程度及侧支循环的不同，严重程度差别很大。颈内动脉闭塞常在颈内动脉分叉后发生，急性闭塞发病急骤，病情严重，可迅速出现严重偏瘫，甚至意识障碍。慢性闭塞由于侧支循环丰富可没有任何症状。症状性闭塞，即出现临床症状的颈内动脉闭塞，可见单眼一过性黑矇（眼动脉缺血），偶见永久性失明或霍纳征（颈上交感神经节后纤维受损）。远端大脑中动脉闭塞可出现典型的"三偏"，即对侧肢体的偏瘫、偏麻及偏盲等，大脑优势半球受累可见失语，非优势半球受累可出现自体部位失认、痛觉缺失等体象障碍。

（2）大脑中动脉闭塞的表现

大脑中动脉可根据供血部位的不同，分为中动脉主干、皮质支及深穿支。不同血管堵塞造成的临床症状不同。

① 主干闭塞：可导致病灶对侧偏身瘫痪、偏身感觉异常及偏侧视野缺损，伴头、眼向患肢对侧凝视，优势半球受累出现完全性失语症，包括运动性失语及感觉性失语等，非优势半球受累出现体象障碍，患者可因急骤的广泛皮层受累而出现严重的意识障碍。

② 皮质支闭塞：上皮质支闭塞可引起对侧口眼㖞斜、对侧半身肢体功能和感觉障碍，因上皮质支支配下肢运动，因此下肢瘫痪较上肢轻（足的运动正常），头及眼向患肢对侧凝视，但程度较主干闭塞轻，常有运动性失语，即 Broca 失语（优势半球），非优势半球病变出现体象障碍，因未影响网状上行系统，通常不伴意识障碍。下皮质支闭塞单独出现的情况较少，一旦发生闭塞可引起对侧同向性上 1/4 视野缺损，优势半球受损可出现感觉性失语，即 Wernicke 失语，非优势半球受损可出现急性意识模糊状态，不伴有肢体功能障碍。

③ 深穿支闭塞：深穿支主要支配内囊，所以该血管闭塞常见于纹状体内囊梗死，可表现为病灶对侧肢体感觉障碍及轻度运动障碍，多数可出现同向性偏盲。优势半球损伤可出现皮质下失语，是一种比较特殊的失语类型，常为底节性，表现为音量小、语调低并且持续时间短的自发性言语受限。

（3）大脑前动脉闭塞的表现

① 分出前交通动脉前主干闭塞：前交通动脉联系两侧大脑前动脉。部分大脑前动脉闭塞无症状，系因对侧大脑前动脉的侧支循环代偿，但当双侧大脑前动脉因先天发育源于同一脑前动脉主干时，血管闭塞可引起双侧半球的前部及内侧梗死导致截瘫，旁中央小叶受损导致二便失禁、意志缺失及性格改变等。

② 分出前交通动脉后大脑前动脉远端闭塞：临床可出现对侧下肢及足感觉和运动障碍，而上肢、肩部轻度麻痹，面部及手部精细运动则完全不受累。部分患者会出现以辨别觉的丧失为主要表现的感觉障碍，可出现尿失禁（旁中央小叶受损）、意识淡漠、反应迟钝、欣快和沉默等，检查对侧可见强握和吸吮反射，部分患者会因额叶病变而出现痉挛性强直。

③ 皮质支闭塞：表现为对侧下肢瘫痪，可伴有感觉功能异常，对侧肢体一过性共济失调，强握反射，甚至出现精神症状。

④ 深穿支闭塞：表现为对侧中枢面舌瘫，即对侧眼裂以下面瘫，舌偏向健侧，近端上肢轻度功能障碍。

（4）大脑后动脉闭塞的表现

① 单侧皮质支闭塞：因视觉中枢受损，可出现对侧同向视野缺损，上视野受累较下视野受累常见，黄斑区因大脑中动脉和大脑后动脉的双重血供而不受累，优势半球病变会出现失读、失写、失认及命名性失语等。

② 双侧皮质支闭塞：可导致全盲，部分伴有视幻觉，累及颞叶时会引起记忆受损、面部无法辨别等。

③ 大脑后动脉起始段的脚间支闭塞：主要是中脑受累，可引起下丘脑综合征和旁正中动脉综合征。下丘脑综合征，临床表现为垂直方向的凝视麻痹，意识状态多为昏睡，病情重者会快速出现昏迷；旁正中动脉综合征，临床表现为病灶同侧的动眼神经麻痹和病灶对侧肢体功能障碍。

④ 大脑后动脉深穿支闭塞：红核丘脑综合征系穿通动脉闭塞所引起，表现为病灶侧舞蹈样、意向性震颤，不能自行控制，小脑性共济失调，对侧感觉异常；丘脑综合征系丘脑膝状体动脉闭塞所引起，临床多为对侧位置觉、辨别觉等深感觉障碍，丘脑性疼痛，感觉异常敏感，轻度偏瘫，共济失调，手部疼挛，手足徐动症等。

（5）椎基底动脉闭塞的表现

椎基底动脉在不同的部位容易发生不同的闭塞。基底动脉的起始部或中部多发生血栓性闭塞，栓塞性闭塞多发生在基底动脉尖部，发病较急骤。基底动脉或双侧椎动脉闭塞所引起的后循环系统缺血是非常严重的甚至威胁生命的卒中事件，因上述血管闭塞引起的脑干梗死，可以出现眩晕、剧烈呕吐、共济失调、偏瘫或全瘫，全身症状还包括肺水肿、消化道出血、高热，甚至昏迷等严重后果。

① 闭锁综合征（locked-in syndrome）：由脑桥基底部双侧梗死所引起，又称去传出状态，表现为意识清醒，能理解语言，但除了眼球垂直运动，其他运动均出现障碍。

② 脑桥腹外侧综合征（米亚尔-居布勒综合征，Milard–Gubler syndrome）：为基底动脉短旋支闭塞所表现出的综合征，临床表现为同侧面神经及展神经受损出现的面瘫及眼球外展障碍，对侧肢体功能障碍。

③ 脑桥腹内侧综合征（福维尔综合征，Foville syndrome）：系基底动脉的

旁中央支闭塞所致，临床症状包括周围性面瘫（面神经核受损）、病灶对侧肢体功能障碍和双眼不能看向病灶同侧。

④ 基底动脉尖综合征（top of the basilar syndrome）：基底动脉尖端延伸出小脑上动脉和大脑后动脉，这两条动脉被血栓闭塞可引起眼球和瞳孔异常运动、意识和行为障碍等，部分患者出现记忆障碍、病灶对侧偏盲。

⑤ 延髓背外侧综合征（瓦伦贝格综合征，Wallenberg syndrome）：系小脑后下动脉或椎动脉供应延髓外侧的分支动脉闭塞所致，是比较常见的延髓病变。临床表现为头晕、呕吐、共济失调、霍纳征、感觉性交叉瘫及吞咽困难。

三、临床表现

本病多见于有高血压、动脉粥样硬化病史的老年人，常在安静的状态下发病；发病较慢，多意识清醒。脑局部定位体征应根据梗死部位的不同而异。临床表现为偏瘫、意识障碍、失语，以及病变同侧视力障碍、视神经锥体束交叉综合征，同时伴有同侧霍纳征（瞳孔缩小、眼睑下垂、眼球后陷等），可有进行性智力减退。

1. 颈内动脉脑梗死

颈内动脉脑梗死的临床表现为头痛、偏瘫、抽搐等。

2. 大脑中动脉梗死

大脑中动脉梗死起病较急，病变较重，临床表现为意识障碍、头面部及上肢偏瘫重于下肢，伴有感觉障碍。

3. 大脑前动脉梗死

大脑前动脉梗死的临床表现为下肢偏瘫重于上肢，出现精神症状，如迟钝、淡漠或欣快夸大、精神错乱等。

4. 小脑后下动脉梗死

小脑后下动脉梗死的临床表现为眩晕、恶心、呕吐、吞咽困难、声音嘶哑、对侧半身痛温觉减退或消失，亦可出现眼球震颤，伴同侧霍纳征、面部感觉障碍及上、下肢共济失调。

5. 基底动脉梗死

基底动脉梗死的临床表现为出现严重的意识障碍、四肢偏瘫、瞳孔缩小。

四、影像学检查

1. 计算机断层扫描（CT）检查

头部 CT 检查是目前临床上最便捷的颅脑影像学检查，可以快速排除脑出血、蛛网膜下腔出血等疾病，在脑梗死的急性期，可因病灶的严重程度而在不同时期发现梗死灶，以便于判断病情。但在超早期，对于脑梗死的病灶，则没有明确、直接的判断。在疾病发生的 2~3 周，因为病灶水肿消失、吞噬细胞浸润使病灶与周围正常组织等密度相似，CT 难以分辨，出现"模糊效应"。

2. 核磁共振（MRI）检查

头部 MRI 中的弥散加权成像（DWI）序列能快速发现超早期的梗死灶，对于脑梗死的超早期诊断有重要意义。MRI 常规序列对于出血性脑卒中早期诊断意义不大，明显不如急诊 CT，但如磁敏感加权序列（SWI）可以发现小出血灶，对于出血性卒中有一定的诊断意义。磁共振血管成像（MRA）可以快速发现血管狭窄、闭塞和其他血管病变，如烟雾病等。

3. 数字减影血管造影（DSA）

DSA 因为能发现具体的血管病变并进行针对性治疗，是诊断缺血性卒中的金标准。

4. 超声心动图检查

超声心动图检查有助于发现不明原因的血栓，如心脏附壁血栓、心房黏液瘤或二尖瓣脱垂等。

五、实验室检查

常规化验如血常规、肝功能、肾功能、同型半胱氨酸、血糖、血脂等，对脑卒中危险因素的发现具有重要意义，有利于预防脑卒中的再次发作。腰椎穿刺检查对影像学不能明确但临床高度怀疑的蛛网膜下腔出血、脑出血等诊断有一定意义。

六、鉴别诊断

主要鉴别出血性脑卒中、蛛网膜下腔出血。此外，还要鉴别颅内占位性病变、副肿瘤综合征和中毒等疾病。

七、中医辨证论治

1. 脉络空虚，风邪阻络

临床表现：口眼㖞斜，口角流涎，言语不利，半侧肢体肌肤不仁，手足麻木，不能握物，甚至半身不遂，肢体拘急，关节酸痛，舌质暗，苔薄黄，脉弦浮或弦细。

治法：养血活血，祛风通络。

方药：大秦艽汤加减。秦艽 12g，当归尾 10g，赤芍 6g，川芎 6g，生地黄 20g，熟地黄 12g，羌活 6g，川牛膝 30g，生石膏 30g，黄芩 10g，防风 10g，茯苓 20g。水煎服，每日 1 剂。

针刺：① 选穴：四天庭、风池、上关、地仓、肩三针（肩髃、肩髎、肩中）、曲池、外关、合谷、环跳、阳陵泉、足三里、解溪、昆仑。② 操作：四天庭、足三里用补法，余穴用泻法。

2. 心肾不交，上热下凉

临床表现：头痛，头晕，急躁易怒，心烦不宁，口腔溃疡反复发作，腰膝软弱无力、感觉冰凉，双下肢发凉，小便清长，可伴头重脚轻感，失眠多梦，或伴突然昏仆（意识障碍），半身不遂，口舌歪斜，言语謇涩，舌暗红，舌苔微黄，双寸脉洪有力，双尺脉沉弱无力。

治法：交通心肾，引热下行。

方药：交泰丸合天王补心丹加减。黄连 12g，肉桂 9g，天麻 15g，茯神 10g，西洋参 15g，川芎 6g，地龙 12g，牛膝 30g。手足拘急，加白僵蚕、全蝎；言语謇涩，加石菖蒲、广郁金。水煎服，每日 1 剂。

针刺：①选穴：四天庭、曲池、内关、太溪、足三里、解溪、阳陵泉、昆仑。口眼㖞斜加攒竹、颊车、地仓、下关；言语不利加四舌针、列缺、通里；半身不遂，肢体拘急，加照海、太渊、手三里、大椎。②操作：四天庭、太溪、足三里用补法，内关用泻法，余穴平补平泻。

3. 肝肾阴虚，风痰上扰

临床表现：平素头晕头痛，心烦易怒，口舌生疮，耳鸣、眩晕，少寐多梦，五心烦热，腰膝酸软，口眼㖞斜，视物不清，声音嘶哑，舌强语謇，半身不遂，舌质红或苔腻，脉弦滑。

治法：滋补肝肾，化痰通络。

方药：镇肝熄风汤加减。怀牛膝、生龙骨、生牡蛎、代赭石各 30g，生白芍、天门冬、玄参、生地黄、醋龟甲、茵陈、川楝子、炒杜仲各 10g，竹茹 6g。痰热较重，加胆南星、竹沥、川贝母；头痛，加夏枯草、菊花；半身不遂，加钩藤、地龙；舌强语謇，加石菖蒲；五心烦热，加龙齿、丹参、首乌藤。水煎服，每日 1 剂。

针刺：① 选穴：四神聪、百会、四天庭、四舌针（金津、玉液及金津、玉液下 0.2 寸）、华佗夹脊穴、太溪、肝俞、三阴交。心烦易怒，口舌生疮，配行间、内关；五心烦热，腰膝酸软，配肾俞、肝俞。② 操作：四神聪透百会、四天庭、四舌针、华佗夹脊穴平补平泻，肾俞、三阴交用补法，肝俞、行间、内关、丰隆用泻法。

4. 痰瘀内阻，风阳上扰

临床表现：突然眩晕，恶心呕吐，舌强语謇，视物模糊，肢体麻木，吞咽困难，喝水发呛，或半身不遂，头胀，胸闷，纳呆，舌质暗红而胖，苔白腻或黄腻，脉弦滑。

治法：活血化痰，息风醒脑。

方药：息风化痰活血汤加减。天麻10g，生石决明30g，郁金15g，九节菖蒲10g，法半夏10g，陈皮10g，茯苓15g，青竹茹15g，炒枳实10g，土鳖虫10g，全蝎10g，蜈蚣1条，桑寄生15g，钩藤15g。头痛，加羌活；头晕，加菊花。水煎服，每日1剂。

针刺：① 选穴：四神聪、百会、四天庭、四舌针、华佗夹脊穴、丰隆、内关、太冲。纳差，加足三里、中脘；流涎，加地仓、承浆；口角歪斜，加牵正、地仓、颊车；肩关节半脱位，加肩髃、肩前、肩髎；肘关节屈伸不利，加天井、小海、清泠渊、三阴络；手腕下垂，加阳谷、阳池、会宗、腕骨；手指关节屈伸不利，加合谷、后溪。② 操作：四神聪透百会、四天庭、四舌针、华佗夹脊穴平补平泻，丰隆、内关、太冲用泻法，足三里、中脘用补法。

5. 脾虚痰湿，痰浊上扰

临床表现：平素头痛头晕，胸满痞闷，时欲呕吐，倦怠乏力，少食多寐，突然眩晕，恶心呕吐，视物不清，舌强语謇，步态不稳，肢体麻木，或半身不遂，饮食发呛，舌体胖，舌质暗，苔白腻，脉弦滑。

治法：燥湿豁痰，息风开窍。

方药：半夏白术天麻汤加减。法半夏10g，天麻30g，茯苓10g，炒白术30g，钩藤15g，川芎10g，郁金10g，胆南星10g，生姜10g。肢体瘫痪，加羌活、威灵仙、桑枝。水煎服，每日1剂。

针刺：① 选穴：四神聪、百会、四天庭、四舌针、华佗夹脊穴、丰隆、天枢、解溪、公孙。膝关节屈伸不利，加风市、膝阳关、阳陵泉、隐白。② 操作：针刺四神聪透百会、四天庭、四舌针、华佗夹脊穴平补平泻，丰隆、天枢、解溪、风市用泻法，公孙、膝阳关、隐白用补法。

6. 气虚血瘀，经络不通

临床表现：倦怠乏力，心慌气短，半身不遂，肢软无力，偏身麻木，口眼㖞斜，口角流涎，言语謇涩，手足肿胀，大便稀溏，舌质淡，苔薄白，脉细涩。

治法：益气活血，通经活络。

方药：补阳还五汤加减。生黄芪 30g，当归尾 6g，地龙 6g，川芎 6g，桃仁 6g，红花 6g，川牛膝 30g，益母草 10g，甘草 6g。言语謇涩，加九节菖蒲、冰片、郁金，以豁痰开窍；大便溏稀，去桃仁，加炒白术、党参、山药，以健脾化湿；手足肿胀，加茯苓、伸筋草、桂枝。水煎服，每日 1 剂。

针刺：① 选穴：四神聪、百会、四天庭、四舌针、华佗夹脊穴、足三里、气海、关元。足内翻，加昆仑、申脉、金门、通骨；足外翻，加太溪、三阴交、公孙；肌张力增高，加风市、阳陵泉、血海、太冲；肌张力低下，加太溪、三阴交、涌泉。② 操作：四神聪透百会、四天庭、四舌针、华佗夹脊穴平补平泻，足三里、气海、关元、太溪、三阴交、公孙用补法，余穴用泻法。

八、其他疗法

1. 刺血疗法

（1）操作

十二井穴及十宣穴放血，交替使用。

（2）随症配穴

头痛、眩晕或耳门动脉搏动明显者，加耳尖、大椎、太阳、百会放血；舌强、呕恶者，加金津、玉液放血。

（3）常用方法

① 取手足十二针（双侧曲池、内关、合谷、阳陵泉、足三里、三阴交）、双侧手足十指尖，点刺出血 6 滴以上。② 取百会、四神聪、双侧太阳穴，患侧上肢的曲泽、手三里、中渚，患侧下肢的阴市、风市、委中、丰隆、阳关，三棱针点刺放血。③ 取手足十二井穴，配合风池、合谷、劳宫、太冲、肝俞、肩井、涌泉，点刺放血。

2. 按摩疗法

按照经络取穴，可分别运用一指禅推法、按法、搓法、抹法、拿法、擦法、揉法、叩法、击法、抖法等。

3. 艾灸疗法

中风先兆，取绝骨、足三里，每次三至七壮；脾虚痰湿，痰浊上扰，取百会、大椎、中脘、足三里、丰隆、脾俞、胃俞，每次三至七壮；气虚血瘀，经络不通，取百会、气海、膈俞、血海、关元隔姜灸，每次三至九壮；肝阳上亢，取阳陵泉、肝俞、胆俞、太冲、期门隔蒜灸，每次四至八壮；肌张力低下，隔姜灸；肌张力增高，隔蒜灸；上实下虚，取大椎、心俞、肝俞、膏肓隔蒜灸，取脾俞、胃俞、肾俞、腰阳关、命门、至阳隔姜灸，取太溪、涌泉隔盐灸。

4. 敦煌药灸技术

敦煌药灸技术，又称为蛇灸，是来源于民间的传统灸疗，属于隔物灸，其特点为大面积施灸，部位以督脉为主，根据辨证论治配局部穴，以振奋阳气，治疗虚劳顽症。

方法：临床上，根据患者病情，望、闻、问、切的结果，按照辨证论治原则，不同的病证分别确立治法，一人一方。施灸时，先将药物研成细末，调成糊状，均匀撒在施灸的部位，药粉上铺一层生姜、蒜、葱泥，然后在姜泥上铺设艾绒，点燃，一般燃烧时间为 1~1.5 小时。此法多用于内、外、妇、儿科的慢性病、疑难病。注意防止烫伤感染。

第二节 脑 出 血

一、概述

脑出血（intracerebral hemorrhage，ICH）是指排除外源性损伤导致的大脑实质出血。该病发病率高，占所有类型脑卒中的 20%~30%。其致死率却高于缺血性脑卒中。

根据脑出血的病理改变和临床症状，脑出血可分为超早期（发病至 72 小时内）、亚急性期（3 天至 2 周）、恢复期（2 周至 6 个月）、后遗症期（大于 6 个月）。

二、发病机制

脑出血常见的原因是高血压导致的动脉硬化，其他原因如动静脉血管畸形、脑淀粉样血管病变、血液病（如白血病、再生障碍性贫血），另外抗凝或溶栓治疗等也可能导致脑出血。

高血压脑出血常发生在基底核的壳核及内囊区，主要损伤大脑中动脉深穿支的豆纹动脉，约占脑出血病例的 70%；脑叶、脑干及小脑齿状核出血各占约 10%，主要系基底动脉脑桥支、大脑后动脉丘脑支、小脑上动脉支等血管病变所致。

三、临床表现

脑出血常见于 50 岁以上的患者，男性略多于女性，在寒冷季节发病较多。患者多有高血压史。主要诱因是情绪激动或剧烈活动，也可见于腹压升高时如排便、剧烈咳嗽等。发病急骤，病情进展迅速。

脑出血的临床表现视出血量及出血部位而定。

1. 基底核区出血

（1）壳核出血

壳核出血是脑出血最常见的一类出血，占脑出血所有病例的一半以上，为豆纹动脉破裂所致。临床表现为病灶对侧肢体活动障碍和感觉异常、病灶侧同向性视野缺失等，部分患者有双眼球向患肢的凝视障碍，优势半球受累会出现运动性失语。

（2）丘脑出血

丘脑出血的发病率较壳核出血低，系丘脑膝状体动脉和丘脑穿通动脉破裂所致，可分为局限型（血肿仅局限于丘脑）和扩延型。患者常表现为对侧运动功能障碍和偏身感障碍，临床上一般感觉障碍较重，运动障碍多不严重。部分患者可有特征性眼球运动障碍，如上视不能或凝视鼻尖，丘脑小量出血可出现帕金森综合征样表现；累及丘脑底核或纹状体可出现偏身投掷运动；优势侧丘脑出血可出现丘脑性失语、精神认知障碍，严重者可出现人格改变等。

（3）尾状核头出血

尾状核头出血临床较少见，与高血压病有关，出血量较少，出血可经侧脑室前角破入脑室，引起头痛、呕吐及颈项强直等似蛛网膜下腔出血样表现。

2. 脑叶出血

脑叶出血约占脑出血病例的10%，常由血管淀粉样病变、动静脉畸形及部分血液系统疾病等所引起，根据不同的出血部位可有不同表现。

3. 脑干出血

（1）脑桥出血

脑桥出血发病率约占脑出血病例的10%，多为基底动脉脑桥支破裂所致。大量出血（血肿>5mL）可累及双侧被盖部和基底部，部分患者可见出血破入第四脑室，临床症状多严重且发生迅速，可见快速昏迷、针尖样瞳孔、上消化道出血等，常危及生命。小量出血多不伴有意识障碍，出现交叉瘫和共济失调性偏瘫等症状，部分患者出现双眼向病灶凝视。

（2）中脑出血

中脑出血在临床较少见，以头痛、呕吐和意识障碍为主要表现，出血量较大的重症表现为深昏迷，四肢弛缓性瘫痪，多数患者迅速死亡。

（3）延髓出血

延髓出血发病率很低，少量出血患者可出现不完全的延髓背外侧综合征。大量出血患者病情严重，进展迅速，可见突发昏迷，呼吸、心率、血压改变，继而死亡。

4. 小脑出血

小脑出血临床较常见，系小脑上动脉破裂所致，常有头痛、呕吐等颅内压增高的表现，小脑性眩晕及共济失调是典型的定位表现，常常病情急骤。少量出血可见患侧共济失调、小脑性眼震及吟诗样语言等，不常见偏瘫症状。大量出血可在 12~24 小时内出现昏迷和脑疝，部分极危重患者会在数小时内死亡。

5. 脑室出血

脑室出血约占脑出血病例的 5%，分为原发性和继发性脑室出血。原发性脑室出血多由脉络丛血管或室管膜下动脉破裂所致，不伴有实质出血；继发性脑室出血是由脑实质出血破入脑室引起的，出血量较多可出现脑室筑型，预后较差。继发性脑室出血常因颅内压升高出现头痛、呕吐，严重者可出现深昏迷、脑膜刺激征。

四、影像学检查

1. CT 检查

头部 CT 检查是诊断脑出血的首选检查，对于出血部位、出血量、脑室是否出血、出血灶周围水肿带等有直观而准确的判断。动态 CT 的复查对于血肿的进展和吸收有很好的指导意义。

2. MRI 检查

MRI 检查对于出血性卒中早期诊断不如急诊 CT 检查效率高，但可通过 MRI 检查发现病因，另外一些特殊序列的应用如 SWI 对于 CT 不能发现的细小出血点有较大的作用。

3. DSA 检查

对于明确的非血管瘤破裂的出血一般不需要进行 DSA 检查。但对于需要手术干预的动脉瘤破裂等，则需进行 DSA 检查并给予介入治疗。

五、实验室检查

常规化验，如血常规、肾功能、血糖、血脂、凝血功能等，有助于了解患者全身状况。腰椎穿刺检查对于临床不能确诊的蛛网膜下腔出血、脑出血有一定的意义，但因操作可能产生误差，因此影像学检查仍是脑出血的主要诊断依据。

六、鉴别诊断

本病主要与脑梗死相鉴别。此外，本病还要与一氧化碳中毒、代谢性疾病等疾病相鉴别。对于有颅脑外伤的患者，要注意是否有外伤引起的挫裂伤和脑实质出血。

七、中医辨证论治

1. 闭证

（1）阳闭

临床表现：突然昏仆，不省人事，牙关紧闭，口噤不开，面赤身热，气粗息高，抽搐项强，二便失禁，或两手紧握，躁扰不宁，口眼㖞斜，半身不遂，痰声辘辘，语言不利，大便干燥，唇舌红，苔黄腻，脉弦滑数。

治法：凉肝息风，化痰开窍。

方药：先灌服（或鼻饲）安宫牛黄丸、至宝丹以辛凉开窍，再配以羚角钩藤汤加减。钩藤 15g，羚羊角粉 0.2g（另冲），珍珠母 12g，天竺黄 15g，菊花 12g，龟甲 12g，石菖蒲 15g，竹茹 12g，夏枯草 15g，蝉蜕 15g，牡丹皮 12g，白芍 12g。痰多者，加胆南星、竹沥；热甚者，加黄芩、山栀子、生地黄；神志不清者，加郁金、石菖蒲；抽搐者，加蜈蚣、全蝎、僵蚕。水煎服，每日 1 剂。

针刺：① 选穴：水沟或神庭、百会、内关、十二井穴、风池、内关、极泉、合谷、太溪、丰隆、太冲。牙关紧闭加颊车、地仓、下关；身热加大椎、曲池；两手握固加后溪；酣睡不醒加申脉；小便不通加水道、三阴交、足三里；阳虚浮越可重灸命门、气海俞、肾俞；大便干燥加天枢、手三里、大椎。② 操作：十二井穴点刺出血，均用泻法；针刺极泉穴、内关穴后患者可能从腧穴到指尖有麻感；神庭透百会要用强刺激手法，直到患者流泪；大椎、内关、丰隆、太冲、天枢、手三里用泻法；三阴交、足三里用补法。

（2）阴闭

临床表现：突然昏仆，口噤不开，两手紧握，肢体强痉，静卧不烦，四肢不温，或半身不遂，昏迷不知人事，痰声辘辘，语言不利，二便失禁，面白唇紫，苔白腻，脉沉滑。

治法：镇肝息风，涤痰开窍。

方药：先灌服（或鼻饲）苏合香丸以温宣开闭，再配以化痰开闭汤。羚羊角粉 0.2g（另冲），菊花 10g，胆南星 9g，竹茹 12g，淡竹沥 2g（冲服），白矾 3g（冲服），赤芍 10g。

针刺：① 选穴：百会、水沟、合谷、内关、丰隆、太冲、中脘、关元、足三里，其中百会、中脘可以加灸。语言不清加四舌针；口噤不开，加下关、地仓；肢体强痉，两手紧握，加太冲、后溪；二便失禁加太溪、气海。② 操作：水沟、合谷、内关、丰隆、太冲用泻法，关元、足三里、百会、中脘用温针灸。

2. 脱证

（1）阳脱

临床表现：突然昏仆，不省人事，目合口开，鼻鼾息微，手撒肢冷，汗多不止，肢体软瘫，舌痿，脉微欲绝。

治法：益气回阳，扶正固脱。

方药：参附汤加减。人参 30g，制附子 1.5g，姜 3 片，大枣 5 枚。

针刺：① 选穴：水沟、神阙、公孙、气海、百会、关元、太溪、命门、气海俞、肾俞、足三里。手撒肢冷、汗多不止加合谷、复溜。② 操作：神阙，隔附子灸；公孙、气海、百会、关元、太溪、足三里用补法并隔姜灸；泻合谷、补复溜；重灸命门、气海俞、肾俞。

（2）阴脱

临床表现：面赤足冷，虚烦不安，脉极弱或浮大无根。

治法：峻补真阴，佐以扶阳。

方药：地黄饮子加减。熟地黄 15g，麦冬 12g，石斛 12g，巴戟天 12g，肉苁蓉 12g，五味子 9g，石菖蒲 6g，远志 6g，制附子 3g，肉桂 6g。

针刺：① 选穴：太溪、太冲、三阴交、百会、风池、涌泉、外关、内关、神庭。半身不遂加曲池、八邪、合谷、环跳、阳陵泉；失语加哑门、四舌针、通里；口眼㖞斜加颊车、地仓、健侧合谷；小便失禁加关元、三阴交、肾俞、气海；虚汗不尽加阴郄、后溪。② 操作：涌泉需强刺激不留针，太溪、三阴交、百会、气海、肾俞、三阴交用补法，余穴用泻法。

八、单方验方

1. 高血压

天麻 12g，夏枯草 9g，代茶饮。

2. 脑出血后遗症

西洋参 10g，三七 6g，代茶饮。

3. 脑梗死

西洋参 12g，丹参 9g，山楂 9g，代茶饮。

九、典型病例

病例1：黄某，女，46 岁。2021 年 3 月 27 日初诊。

主诉：左侧肢体活动不利伴腰痛 1 年余。

现病史：患者自述 1 年前无明显诱因突然出现头晕、头痛，左侧肢体无力，经某医院检查后确诊为"脑出血"，抢救治疗予以开颅手术，对症治疗后仍有左侧偏身不利，故来诊。患者左眼视野偏盲，面部及口周麻木，喝水时漏水，口腔反复溃疡，屡治无效；平时情绪急躁，易生气；左侧半身麻木，左上肢麻木加重，肩部有轻度半脱位，三角肌萎缩，抬举无力，肘关节、腕关节、手指拘挛，精细动作较差，肌张力增高，肌力 1 级，自述腰酸痛；左下肢麻胀，无力，左足内翻，家属辅助走路时，左足脚踩棉花感，行走不利，有冰凉感觉；纳可，夜寐欠安，二便调；舌质暗，苔黄腻，脉弦滑。

既往史：高血压病史、贫血史。

西医诊断：脑出血后遗症。

中医诊断：中风后遗症。

中医辨证：心肾不交，上热下凉。

治法：交通心肾，心肾相交。

处方：天麻 10g，盐杜仲 10g，三七粉 6g，西洋参 10g，制首乌 6g，生山楂 10g，黄连 6g，黑顺片 6g，赤芍 6g，川芎 6g，地龙 10g，茯苓 15g，甘草 6g，大枣 10g，龙眼肉 15g。水煎服，每日 1 剂。

针刺：四天庭、肩三针、肘三针（在手少阳三焦经天井左右各 0.2 寸）、三阳穴（阳池、阳谷、阳溪）、外关透内关、环跳、昆仑透太溪、申脉、太冲、行间。

二诊：略。

三诊：4 月 24 日，患者腰痛症状缓解，经期血量减少，余诸症未改善，治疗同前。

四诊：患者腰痛明显好转，手脚麻木明显改善，左上肢渐渐有力，稍能抬举，但不能持重，自觉左下肢较之前有力，手脚麻木明显好转，舌暗，苔微黄，脉弦滑。上方加桑椹 15g，其他治疗同前。

五诊：略。

六诊：6月22日，患者患侧麻木消失，近日稍有中暑，头痛、头晕、恶心，舌质暗，苔黄，脉沉弦。在上方加桑椹，其他治疗同前。

七诊：7月10日，患者近日头昏蒙，余症同前。上方天麻加至15g，酒萸肉15g；针刺加四神聪透百会。

八诊：7月26日，患者肩关节、三角肌萎缩已缓解，半脱位已好转，左上肢可抬至平肩，肘关节、手腕关节痉挛好转；左下肢可在搀扶下轻微挪动，不可持久，左足内翻有所改善，舌质淡，苔微黄，脉沉细无力。上方加西洋参12g；针刺加足三里。

九诊：8月12日，患者左上肢可抬举过头，手能握拳，能持物，但无力，左下肢可在搀扶下缓慢行走，脉沉细稍有力。治疗方案增加物理治疗（PT）、作业治疗（OT），如捡拾黄豆、下跳棋、织毛衣。

十诊：8月17日，患者左手活动较前灵活，手持握物有力，左下肢能自行缓慢行走，后期治疗3个月，患者自己能吃饭，能捡拾黄豆、下跳棋、独自行走。

病例2：魏某，女，67岁。2021年10月16日初诊。

主诉：右半侧肢体瘫痪1年。

现病史：患者1年前突然头晕头痛、恶心呕吐，昏迷，右侧面部口眼㖞斜，右侧半身瘫痪，急送医院CT诊断"内囊出血"，给予开颅手术等抢救脱险。患者语言功能障碍，不能组词，不能与人交流；右肩关节半脱位，不能抬举，旋后功能障碍，肘关节、手腕关节痉挛，拇指内收，精细动作差，不能拿勺吃饭；右下肢无力，运动功能障碍，家属扶其走路时，呈偏瘫步态，足下垂；肌张力增高，肌力上肢1级，下肢3级；偶有心慌，腰膝酸软，易怒，心烦，口腔溃疡，下肢发凉；舌暗红苔少，脉弦涩。

既往史：高血压、糖尿病、高血脂病史。

西医诊断：脑出血后遗症。

中医诊断：中风（中脏腑）。

中医辨证：肾阴虚，肝阳上亢。

治法：补益肝肾，滋阴潜阳。

处方：天麻15g，盐杜仲10g，三七粉6g，丹参10g，瓜蒌10g，黄连6g，肉桂6g，地龙10g，茵陈15g，白芍20g，川芎10g，党参20g，甘草6g，当归15g。水煎服，每日1剂。

针刺：四舌针、四神聪透百会、颈部夹脊穴、肩三针、肘三针、三阳穴、后溪、环跳、太溪、三阴交、太冲等。

二诊：患者病情无明显变化。

三诊：11 月 6 日，患者经治疗后，右上肢活动稍有改善，下肢感觉有力，纳可，夜寐欠安，舌苔暗紫，脉弦涩。上方加知母 6g，继续治疗。

四诊：患者病情无明显变化。

五诊：11 月 20 日，患者经治疗后，右上肢活动稍有改善，抬举较前好转，下肢有力，足下垂缓解，纳可，夜寐欠安，舌暗苔少，脉弦涩，治疗同前。

六诊：患者病情无明显变化。

七诊：11 月 26 日，患者经治疗后，右上肢活动改善，下肢有力，精神状态良好，言语改善，能与家人进行简单的交流，纳可，夜寐安，二便调，舌红苔白，脉弦。患者继续进行中药、针灸治疗。

患者在以上治疗的基础上坚持治疗 2 个月，语言欠流利，但能与人交流，肩关节半脱位消失，手能拿勺子吃饭，足下垂基本好转，并且在家做康复训练，可以在家人的陪同下到公园溜达。

病例 3：曲某，女，71 岁。2020 年 10 月 20 日初诊。

主诉：颈部疼痛伴左上肢麻木 1 年。

现病史：1 年前患者无明显诱因出现左上肩部疼痛，左上肢麻木，遂就诊于外院，诊断为肩周炎，治疗给予针灸、输液、中药、按摩等，效果不佳，遂来就诊。患者身体肥胖，胸满痞闷；左肩关节半脱位，抬举功能受限，左上肢麻木伴胀痛，左上肢精细活动差，持物障碍，拿筷子时有时落地；无活动不利，伴头晕，无头痛，无精神意识障碍，大便干，三日一行，小便正常，纳食可，夜寐安。查体见神清语利，记忆力、计算力、理解力正常，病理征未引出，左上肢觉减退，手持物无力，舌淡暗，苔白腻，脉涩。CT 检查示"基底节腔隙性梗死"。

既往史：高血压病史数年，规律口服降压药，血压控制可。

西医诊断：脑梗死。

中医诊断：中风（中经络）。

中医辨证：脾肾两虚，痰阻经络。

治法：补益脾肾，化痰通络。

处方：天麻半夏白术汤加减。天麻 15g，半夏 10g，炒白术 30g，三七粉 6g，丹参 10g，瓜蒌 10g，肉桂 6g，地龙 10g，山茱萸 20g，川芎 10g，党参 20g，甘草 6g，桑枝 12g，葛根 10g，羌活 9g，忍冬藤 9g，伸筋草 9g（由于患者上肢麻木肿胀，故加桑枝、葛根、羌活、忍冬藤、伸筋草）。水煎服，每日1剂。

针刺：四神聪透百会、四天庭、阴陵泉、足三里、脾俞、肾俞、阳池、曲池、手三里、合谷、四渎、三阳络、消泺、肩髎、肩外俞、八邪。

三诊：患者病情无明显变化。

四诊：患者感觉持物有力，拿筷子恢复到未发病时。

五诊：患者左上肢麻木较前减轻，感觉正常，胀痛缓解，二便正常。

八诊：患者左上肢仅剩轻微麻木感，无胀痛，余正常。

病例4：刘某，男，55岁，赤峰市中医蒙医医院会诊的颈椎病患者。2021年3月5日初诊。

主诉：颈椎痛伴有左肩部及上肢麻木1年余。

现病史：患者腰酸腿软，夜间疼痛加重，白天活动后疼痛减轻，心烦意乱，易怒，有时头晕，视物不清；自诉住院已经十几天，疼痛未减轻；舌质淡，舌体偏向左侧，有瘀血点，舌下脉络粗，舌苔白，脉沉。颈部CT示"颈椎骨质增生"，进行颈部试验发现颈椎处出现轻微疼痛，压顶试验未出现肢体放射性痛或麻木，臂丛牵拉试验阴性，无三角肌、肱三头肌及手部肌肉萎缩。患者面色发黄无光，偶有头晕，心慌气短，四肢无力，未做颅脑CT，推测可能为脑基底节腔隙性脑梗死，建议做脑部检查；次日CT报告示"右侧基底节腔隙性脑梗死"。

既往史：高血压、高血脂病史。

西医诊断：脑梗死。

中医诊断：中风（中经络）。

中医辨证：气虚血瘀。

治法：补气养血，化瘀通络。

处方：补阳还五汤加减。当归12g，生黄芪40g，川芎9g，赤芍9g，地龙12g，桃仁9g，红花9g，天麻15g，杜仲12g，葛根9g，桑枝20g，甘草6g。

针刺：四天庭、颈部华佗夹脊穴、气海、中脘、肩三针、手三里、天井、八邪。

二诊：患者头晕、心慌、四肢无力等症状减轻。

三诊：患者肩部疼痛减轻。

四诊：患者基本痊愈。

五诊：患者巩固治疗，后痊愈。

第三节　脑卒中的康复治疗

脑卒中急性期一般持续 0~4 周，病情稳定后急性期的康复治疗即可开展。脑卒中后在急性期进行康复治疗可以显著改善患者的功能预后。脑卒中急性期康复的根本目的是最大限度地改善患者的功能障碍，防止产生废用、误用及过用综合征，预防肌肉萎缩、关节挛缩、肩–手综合征、肩关节半脱位等并发症，提高其日常生活能力，为早日回归社会奠定良好基础。

目前，通常主张在患者生命体征稳定 48 小时后、原发神经病学疾患无加重或有改善的情况下开始康复治疗。脑卒中后最初几周功能恢复最快，基本上在 3 个月后达到康复的平台期。

一、脑卒中急性期的康复评定及治疗

1. 脑卒中急性期的康复评定

脑卒中患者发病后，在医院急诊室或神经内科进行常规治疗及早期康复治疗，急性期治疗应按照中华医学会神经病学分会提出的治疗指南进行。在急性期最重要的是预防再发脑卒中和并发症，应鼓励患者重新开始自理活动，并给予患者及其家属精神支持。初期评定应包括对患者病情严重程度的评价，对并发症的评价和预防，以及对功能残疾的评价。

脑卒中急性期患者经过急性期药物或手术治疗稳定后 48 小时内应组织康复小组召开初次康复评定会，根据整体评估和功能障碍评定结果制订适合患者的个体化、全面的康复目标和康复方案，并根据以上评估结果，初步判断脑卒中康复预后。整体评估包括体检、美国国立卫生研究院卒中量表（NIHSS）评分、并发症评价、病前功能程度、家庭 / 照顾者支持水平、返回社区生活的可能性及参与康复计划的能力的评估。功能障碍评估包括运动功能、感觉功能、吞咽功能、言语功能、认知功能、膀胱功能和心肺适应性的评估等，其中吞咽功能评估应在卒中后首次进食或饮第一口水时进行。

患者病情的基础评价包括卒中危险因素评价、并发症评价、意识和认知功能评价、吞咽功能评价、深静脉血栓（deep vein thrombosis，DVT）危险性评价和情绪评价等。对并发症的评价和预防包括是否存在吞咽和呼吸障碍、营养不良和脱水、皮肤破溃、深静脉血栓、尿便障碍，是否有疼痛、骨质疏松、癫痫发作及摔倒。

功能评价：① 功能障碍评价：交流功能，运动功能，认知功能，感觉功能和情绪。② 个人能力评价：日常生活能力（activities of daily living，ADL）和工具性日常生活活动能力（instrumental activities of daily living，IADL）。③ 环境支持度评价：家庭、看护者和社区的支持度。

2. 脑卒中急性期特点及康复方法

脑卒中是神经科常见的脑血管疾病。其发病急而迅速，可导致不同程度的肢体瘫痪。脑出血早期通常会出现弛缓性麻痹期，临床上也称为休克期，表现为四肢弛缓性麻痹、四肢肌力下降、腱反射消失、肌张力下降、病理反射阴性等，一般持续1周到1个月的时间，逐渐过渡到恢复期，也叫硬瘫期，表现为肌力下降、肌张力增高、腱反射增高、病理反射阳性。患者尽早进行康复治疗对于以后肢体功能的恢复非常重要。此期间需放松心情，保持乐观情绪，生活作息规律，保证充足睡眠。

（1）急性期特点

急性期一般为发病在1~3周内（脑出血2~3周，脑梗死1周左右），少数患者急性期会持续到4周以上；患者意识清楚或有轻度意识障碍，生命体征稳定；患者肌肉松弛，肌力、肌张力均很低，腱反射低，没有自主运动。急性期病情稳定后，康复治疗可与临床诊治同时进行。

脑卒中早期康复研究分为超早期康复研究（卒中后72小时开始）和早期康复研究（卒中后72小时至2周）。超早期康复试验（a very early rehabilitation trial，AVERT）显示，卒中发病24小时内活动会降低3个月后的康复获益，且有导致卒中进展的趋势。推荐脑卒中病情平稳后48小时进行运动功能康复训练。

康复训练应以循序渐进的方式进行，需考虑到患者的体力、耐力和心肺功能情况。建议超早期住院患者开展更短、更频繁的康复训练——每次康复训练时间不超过10分钟，每天至少2次，在患者可耐受的情况下训练次数大于10次；之后逐渐过渡至每周至少5天、每天3小时的康复治疗。

AVERT研究结果显示，保持开始康复的时间和每日康复总时间不变，每增加1次训练，预后有利的概率就会增加13%。相反，保持开始活动频率和开始康复时间不变，增加每次康复的时间，降低了获益的概率。

（2）急性期的康复治疗

脑卒中急性期康复主要包括良肢位的摆放（抗痉挛防关节脱位）、平衡训练、体位转移、关节活动范围训练及针对瘫痪肌肉进行的渐进式抗阻训练和交互性屈伸肌力强化训练。另外，物理因子治疗（功能性电刺激、肌电生物反馈和局部空气压力治疗等）及传统中医疗法（推拿和针刺治疗）也在临床中广泛应用。需要注意的是，患者训练及日常生活中应避免用力牵拉患侧肩关节，避免肩部过度屈曲外展、双手高举过头等可能导致患侧上肢机械性损伤的动作。另外，恢复下肢运动功能、姿势控制和卒中后的步行能力对于增强活动独立性至关重要。卧床患者以床旁被动活动及坐起训练为主；可保持独立坐位的患者主要进行由坐到站立训练，可酌情进行站立训练；可保持独自站立的患者主要进行站立及步行训练。

① 良肢位摆放：包括健侧卧位、患侧卧位、仰卧位。

健侧卧位：指健侧肢体处于下方的侧卧位。患者的头侧枕于枕头上，躯干与床面保持近垂直，患侧上肢用枕头或软垫垫起，不使上肢处于内收位，肩关节屈曲，最好稍大于90°，上肢尽可能伸直，患侧下肢置于软枕或软垫上，保持在屈髋、屈膝位，足部最好也垫在枕头或软垫上，不能悬于软枕或软垫的边缘，如图3所示。健侧卧位的优点是可改善患侧的血液循环，减轻患侧肢体的痉挛，预防患肢水肿，避免足内翻，易于保持姿势。

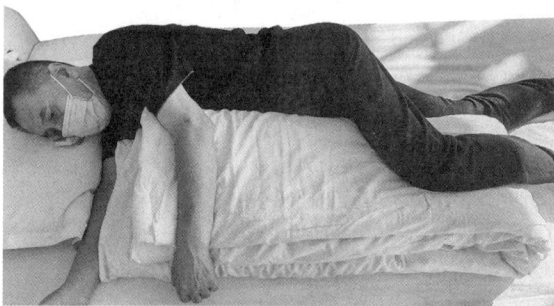

图3　健侧卧位的正确姿势

患侧卧位：当患者需要翻身时，可以选择患侧卧位过渡。患侧肩前伸将患侧肩膀拉出，避免受压和后缩，肘、腕、指各关节伸展，前臂旋后，患侧髋关节伸展、膝关节微屈，健腿屈曲向前放在身体前面的枕垫上。

仰卧位：不是最佳体位，可能会加重患者的痉挛，如患侧肩胛骨后缩及内收，上肢屈曲、内旋，髋关节轻度屈曲及下肢外旋、足下垂等问题。为了预防以上问题，可以在患侧肩部、腕部、臀部及腘处放置毛巾卷。患者头部枕于枕头上，脸处于正中位，躯干平展，患侧臀部至大腿置于长软枕上，以防患侧髋关节外旋，髋关节若长期外旋或向外固定，容易导致步行时形成外旋步态。在患侧肩胛骨下方放一个枕头，使肩部上抬，并使肘部伸直、腕关节背伸、手指伸开，手上不要握东西。患侧下肢伸展，膝盖置于小枕头上，足底可用枕头抵住，也可用床架支撑起被褥，避免足部受压而致下垂变形，如图 4 所示。下肢呈屈曲倾向的患者，膝关节下不要放小枕头，因为这样容易使髋、膝关节形成屈曲状，长期会导致腘绳肌、屈髋肌缩短，使髋关节挛缩变形。

② 平衡训练：患者坐不稳是因为平衡功能减退，所以帮助患者坐稳的关键是平衡训练。

左右平衡训练：患者坐位，家属坐于其患侧，将患者的重心移向自己。家属一手放在患者的腋下，一手放在其健侧腰部，嘱患者头部保持直立，使患侧躯干拉长。然后，

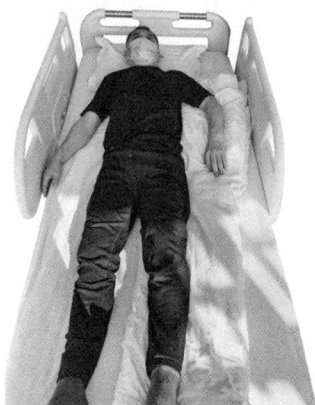

图 4　正确的仰卧位

让患者将重心转移至健侧，家属一手抵住患者患侧腰部，另一手压在患者同侧肩部，嘱患者尽量拉长健侧躯干，并且头部保持直立，如图 5 所示。重复做重心转移的动作，使患者的主动性逐渐增加，而家属也要相应减少辅助力量，直至患者能自己完成重心的转移。

前后平衡训练：患者坐在椅子上，双足平放于地上，家属指导患者的手向前触碰自己的足趾，患者双足不要向下蹬地，向前触碰的程度以患者能返回坐位且保持正确的端坐姿势而无足跟离地为宜。患者也可双手练习向下触脚。以上动作，随着病情的恢复而逐渐增加难度。

跪姿平衡训练：患者双膝支撑，保持跪位，直跪时躯干应垂直于地面，髋关节伸直，膝关节屈 90°，如图 6 所示。目的是训练更高水平的平衡能力，改善股四头肌、腘绳肌的力量，预防肌肉萎缩，为步行打基础。

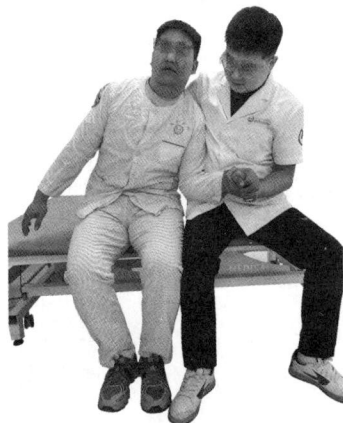

图 5　左右平衡训练

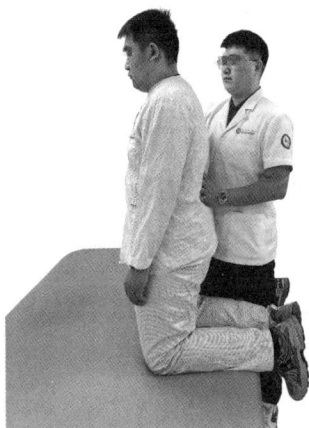

图 6　跪姿平衡训练

③ 预防肩关节半脱位：应在脑梗死发病的早期开始预防肩关节半脱位。在卧、坐、站等体位中均应注意保持肩胛骨的正确位置，如采取患侧卧位、仰卧位时，垫软枕于肩背部，使肩前屈；坐位时，将患肢放于前方桌面上，轮椅坐位时应将患肢放在轮椅桌上；立位时，可使用角巾或肩吊带，如图 7 所示。目前，人们对吊带的使用有争议，但在患侧肌张力弛缓时，使用吊带有一定的辅助作用，肌张力增高后，不宜持续使用角巾吊带。患者在转换体位姿势、穿脱衣、洗擦身等动作时，均要注意保护肩关节。总之，采取早期预防措施和康复护理手段，可使肩关节半脱位的发生率降低。

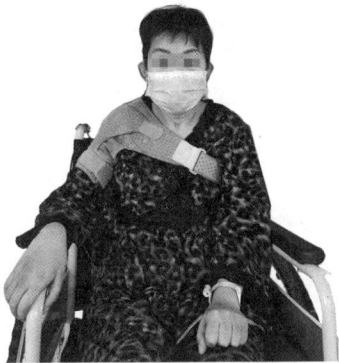

图 7　预防肩关节半脱位

④ 被动关节活动范围训练：患者不能做主动运动，需及时做患肢关节的被动运动，在患者承受范围内进行，避免引起疼痛。如进行上肢训练时，治疗师可一手托住患侧上肢的远端，使上肢进行有规律的屈曲运动，另一只手同时拍打患侧的屈肌部位，以引出肌肉屈曲运动，同时可预防肌肉失用性萎缩和关节僵硬，为后期的康复打好基础。

⑤ 肌力训练：在患侧肢体肌力恢复至 3~4 级时，可进行早期的助力运动，让患者进行主动活动。此训练主要是在床上急性期进行的训练，目的是使患者独立完成床上各种的早期训练后，达到能独立完成从卧位到床边坐位的转移的程度。

双手交叉上举训练：患者仰卧，双手手指交叉，患侧拇指置于健侧拇指之上，用健侧上肢带动患侧上肢做胸前伸肘上举运动，再屈肘，双手返回置于胸前，反复进行。上举过程中，患者肩胛骨前伸，肘关节伸直，慢慢上肢上举过头。

双手交叉摆动训练：在已完成前项训练的基础上，患者双手上举后向左、右两侧摆动，摆动的速度要循序渐进，幅度要逐渐加大，并伴随躯干的转移，如图 8 所示。

利用健侧下肢辅助抬腿训练：患者仰卧，健侧足从患侧腘窝处插入，沿患侧小腿

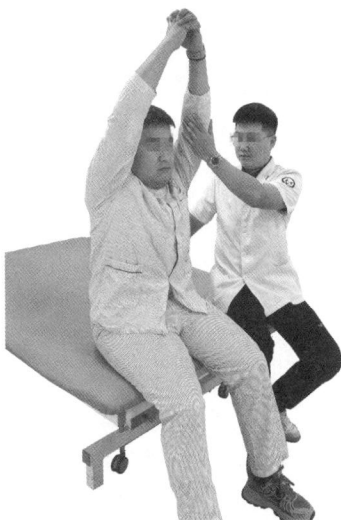

图 8　双手交叉摆动训练

伸展，将患足置于健足上方，患者利用健侧下肢将患侧下肢抬起、抬高，患侧下肢不得屈曲。

臀桥训练：双桥运动需患者仰卧位，屈髋、屈膝，小腿与水平面呈90°，足平放在床上，将臀部慢慢抬起，保持3~10秒后缓慢放下，要求患者稳定患肢及平衡重心。当患者顺利完成双桥运动后，可让患者进行单桥运动，健腿伸展悬空或搭于患肢股骨远端，患侧下肢单独支撑将臀部抬离床面，如图9所示。目的是训练骨盆的控制能力，诱发下肢分离运动，缓解躯干、下肢痉挛，提高床上生活能力。

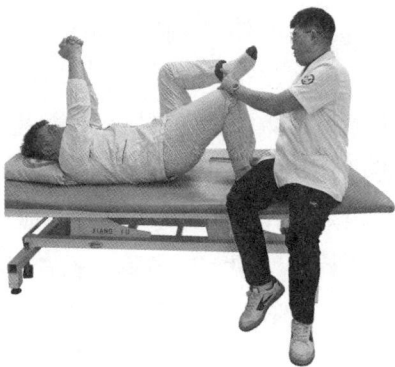

图9　单桥运动

二、脑卒中恢复期康复治疗

1. 躯干训练

（1）仰卧位至侧卧位

患者用健侧手握住患侧手腕，治疗师帮助屈曲患侧下肢，再向一侧摇动四肢，可向健侧或患侧翻身。

（2）坐位平衡

治疗师与患者面对面坐，患者健侧手托着患侧肘关节，治疗师引导患者向前、左前方、右前方前倾躯干，让患者练习坐位躯干旋转。

（3）放松疗法

对于全身性痉挛，放松是一种有效的治疗手段。例如，脑卒中患者，让其仰卧位屈髋屈膝，治疗师固定患者的膝、踝并左右摇摆，在不同体位下使用巴氏球，多体位下被动旋转躯干等。

（4）巴氏球坐位平衡训练

把球放在地面上，治疗师指导患者坐在巴氏球上，患手与健手十指紧扣抬高平肩引导患者左右转动，如图10所示。注意在此过程中治疗师要保护好患者。目的是进行骨盆控制训练、腰背肌肉训

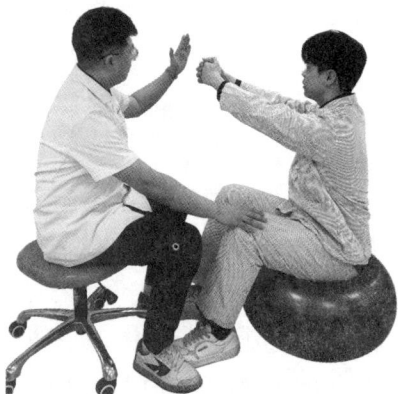

图10　巴氏球坐位平衡训练

练和躯干旋转训练。

2. 上肢训练

（1）肩关节被动活动训练

① 肩关节前屈：患者取仰卧位，治疗师立于患侧，一手握住患侧腕关节处，另一手握住肘关节稍上方，慢慢把上肢沿矢状面向上高举过头。

② 肩关节后伸：患者取健侧卧位，治疗师立于患侧，一手握住肘关节稍上方，另一手固定肩胛骨，慢慢将患者上肢沿矢状面向后伸展。

③ 肩关节外展：患者取仰卧位，治疗师立于患侧，一手握住腕关节处，另一手握住肘关节稍上方，慢慢将患侧上肢沿额状面外展，当患者上肢被移动到外展90°时，将上肢外旋后继续移动直至接近患者同侧耳部。

④ 肩关节水平外展和内收：患者取仰卧位，治疗师立于患侧身体及外展的上肢之间，一手握住患侧腕关节，另一手握住肘关节稍上方，慢慢把患侧上肢沿水平面先做外展后内收。

⑤ 肩关节内外旋：患者取仰卧位，患侧肩关节外展90°，肘关节屈曲90°，治疗师位于患侧，一手固定肘关节，另一手握住腕关节，以肘关节为轴，将患者前臂沿肱骨干轴线向头、向足的方向运动，使肩关节被动做出内旋、外旋。

⑥ 肩外展与肘屈曲分离训练：治疗师需训练患者患侧手能摸到头顶、下巴、患侧耳、健侧耳、健侧肘，用患侧手抚摸前额至枕部，再抚摸前臂至颈部，如图11所示。肩肘的分离运动可防止肩关节半脱位，预防肩关节挛缩、肩周炎、肩-手综合征等并发症。

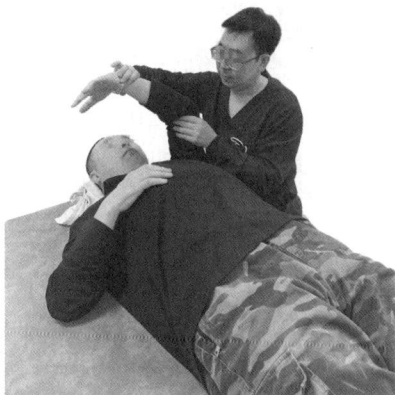

图11 肩外展与肘屈曲分离训练

（2）肘关节屈曲和伸展

患者仰卧，治疗师立于患侧，一手握住腕关节，另一手固定肘关节稍上方，在完成肘关节屈曲的同时前臂旋后，完成肘关节伸直的同时前臂旋前。

（3）前臂旋前旋后

患者取仰卧位，治疗师立于患侧，患侧肩关节外展位，使肘关节屈曲90°，治疗师一手托住肘后部，另一手握住前臂远端，沿前臂骨干轴线完成旋前、旋后动作。

（4）腕关节屈曲、伸展和尺偏、桡偏

患者取仰卧位，肘关节处于屈曲位，治疗师一手握住患侧前臂远端，另一只手握住患侧手指，做腕关节的屈曲、伸展、尺偏、桡偏动作。

（5）掌指关节的活动

患者取仰卧位，治疗师一手握住患侧掌部，另一手活动手指，分别做掌指关节的屈曲、伸展、外展、内收动作。

（6）指骨间关节活动

患者取仰卧位，治疗师一手握住患侧掌部，另一手活动手指，分别做近侧和远侧指骨间关节的屈曲、伸展动作。

（7）保持关节活动度

当肩活动训练超过90°时，治疗师帮助患者向上旋转肩胛，以适应正常的肩肱比例需求。

（8）上肢联带运动抑制训练

① 肩关节屈曲训练：患者仰卧或坐位，固定躯干避免代偿。治疗师辅助缓慢屈曲肩关节至90°，放松屈肌（如按摩肱二头肌）。主动训练内容包括根据指令"抬手臂向天花板，保持肘伸直"完成动作，治疗师轻托肘部辅助，若肘屈曲则轻拍肱三头肌促伸展。后期可进行坐位伸手推墙／推球动作，保持肩前屈时肘伸直，如图12所示。

② 肘关节伸展训练：患者仰卧或坐位，肩关节中立位（避免屈曲代偿）。治疗师缓慢伸直肘关节，前臂旋后（掌心向上）。主动训练包括根据指令"慢慢把肘推直，像推东西一样"完成动作。治疗师在手腕施加轻微阻力，强化伸肘（肱三头肌收缩），如图13所示。后期进行功能整合，练习推门、撑椅子等

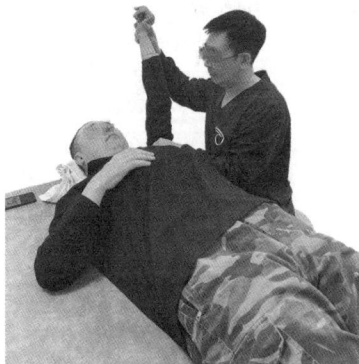

图12　上肢联带运动抑制训练
（肩关节屈曲运动）

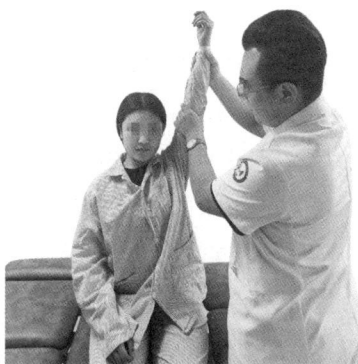

图13　上肢联带运动抑制训练
（肘关节伸展运动）

动作，保持伸肘。目的是诱发上肢分离运动，缓解上肢痉挛。

（9）活动伸展上肢

患者取坐位或卧位，肘伸展，治疗师辅助患者上举、外展、内收或旋转上肢，活动范围由小到大，随着主动性的增加，减少辅助量。目的是被动活动上肢近端，改善运动功能，诱发、促进上肢的主动运动，抑制上肢联带运动，如图14、图15所示。

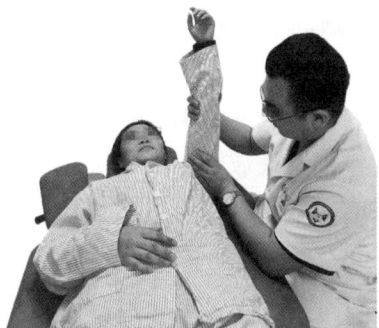

图14　活动伸展上肢（1）　　　图15　活动伸展上肢（2）

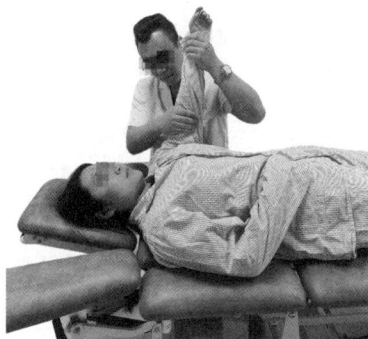

（10）肩肘训练

患者取卧位，治疗者协助患者肩部内收至对侧肩，肘屈曲，然后肩关节外展，肘关节伸直，进行多次训练。目的是通过训练肩关节、肘关节的屈曲、背伸活动，缓解肌肉痉挛，如图16、图17所示。

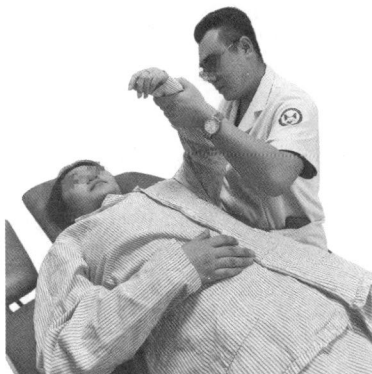

图16　肩肘训练（1）　　　　图17　肩肘训练（2）

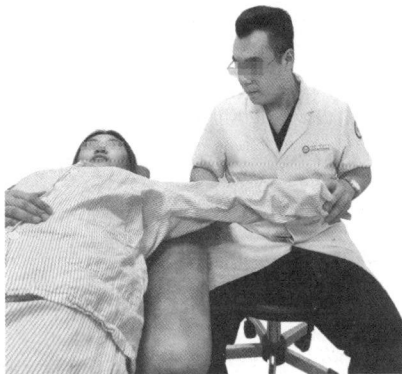

（11）伸展运动

胸大肌收缩有利于肘伸展。

双胸大肌收缩：患者坐位，治疗师面对患者站立，患者健侧上肢水平内收，治疗师给予阻力引起患者胸大肌反应。

肘关节训练：头向患侧旋转、躯干向健侧旋转、胸大肌训练被动前臂旋前、肱三头肌表面用力摩擦、坐位患侧上肢负重等因素易化肘伸展。

3. 下肢训练

（1）双侧髋屈肌共同收缩

患者坐在椅子前半部慢慢向后倾斜直至靠在椅背可以激活双侧髋屈肌。患者后倾时髋屈肌离心收缩，返回时髋屈肌向心收缩，同时腹肌活动。

（2）激活踝背伸肌肉

踝背伸肌肉和髋屈肌密切相关，通过引起下肢屈肌协同模式并给予屈髋阻力，多数患者产生踝背伸的动作。当患者不能主动屈曲髋关节时，被动跖屈足趾产生共同屈肌反应，包括踝背伸，这种反射叫贝赫捷列夫（Bechterev）屈曲反射。踝背伸通过发射引起数次后，治疗师在足背施加阻力，患者保持患侧足的位置，阻力手移至足背面，以训练踝背伸伴外翻。

（3）下肢外展

① 肌反射收缩：患者在伸髋伸膝位进行髋外展训练，在屈髋屈膝位进行髋内收，为步行做准备。

② 站立位双侧髋外展：患者站在平行杠前，双手握着平行杠支撑，先将重心转移到健侧，外展患侧下肢；再把重心转移到患侧，外展健侧下肢。

③ 站立单侧髋外展：患者站立位，上抬健侧骨盆，让健侧训练患侧髋外展肌。

（4）膝伸展与屈曲交替运动

① 仰卧位：患者在足不离开床的情况下进行膝屈伸。

② 坐位：患者坐在硬椅子上，把患侧足放在前方，足跟着地，向后滑动到椅子下，膝屈曲至锐角。

③ 半站位：患者需逐渐增加髋关节伸展的角度。

④ 站立位：半仰卧位的支撑面逐渐提高，患者成为站立位，只用手支撑，在髋关节伸展时屈膝不能超过90°。

（5）患侧下肢步行摆动相训练

患者站立，用手支撑，健侧和患侧交替进行足后移，足趾着地。目的是获得股四头肌放松和屈膝的角度，使患侧下肢在步行时自由摆动。

三、脑卒中痉挛期的康复治疗

1. 持续被动牵伸

每日进行关节活动的训练是防治痉挛的基本方法。关节活动应缓慢、稳定,逐渐至全范围。每日持续数小时的静力牵伸,可使亢进的反射降低。站立是对髋关节屈肌、膝关节屈肌和踝关节屈肌另一种形式的静态牵伸,它可使早期的挛缩逆转、降低牵张反射的兴奋性。除良姿体位外(尽量不使用加重痉挛的仰卧位),应用充气夹板使痉挛肢体得到持续缓慢的牵伸以缓解痉挛。还可利用上、下肢夹板、矫形器做持续的静态肌肉牵伸,例如膝分离器、全下肢外展枕、坐位下用分腿器(可用硬塑泡沫制作,简单实用),保持软组织长度,伸展痉挛的肌肉,维持肢体在功能位。踝-足矫形器可用于控制踝关节的痉挛性马蹄足畸形。

2. 抑制异常反射性模式

(1)使用控制关键点等神经发育技术抑制异常反射性模式。

(2)通过日常活动训练(如坐-站、行走)使患者获得再适应和再学习的机会。如要求偏瘫患者使用双上肢促进身体从坐位站起,首先在坐位时身体保持平衡、对称和稳定,在一个高的座位上双手十字交叉相握并抬起双上肢,骨盆前倾,腿脚适当放置负重,反复进行坐-站训练,此法不仅使患者学习掌控肌肉活动的时间,而且由于座位升高减少了使用伸肌的力量,使患者容易站起,并有助于抑制下肢屈曲的异常模式,从而抑制了痉挛。此外,鼓励非卧床患者参加某些形式的功能活动,如散步、游泳、踏车练习等,有助于减少肌肉僵直,同时也可以作为有效的抗痉挛治疗。

四、脑卒中肢体功能的康复治疗

1. 上肢训练方法

(1)双手上举训练

患者取仰卧位或坐位,双手叉握,患侧拇指在上,掌心相对,伸直肘关节,健手带动患手上举过头,然后缓缓放下,可帮助恢复肩、肘、腕、手各关节运动功能。

(2)瑞士球训练

患者取坐位,治疗师站在患者的患侧,辅助患者双手交叉并放在球上,将球前、后、左、右推。此训练可以诱发、促进上肢的主动运动,提高上肢近端控制能力。

（3）抑制上肢屈肌痉挛训练

患者取仰卧位，治疗师一手握住患者的前臂，一手握住上臂，轻柔地将患肢肘关节伸直，然后一手控制患肢使肩关节外展、外旋，腕背屈手指伸展，持续数秒，另一手轻拍伸肌上臂刺激伸肘，可缓解上肢痉挛，抑制上肢屈肌联带运动出现。

（4）肩外展与肘屈曲分离训练

治疗师需训练患者患侧手能摸到头顶、下巴、患侧耳、健侧耳、健侧肘，用患侧手抚摸前额至枕部，再抚摸前臂至颈部，如图18所示。肩肘的分离运动是为了防止肩关节半脱位。

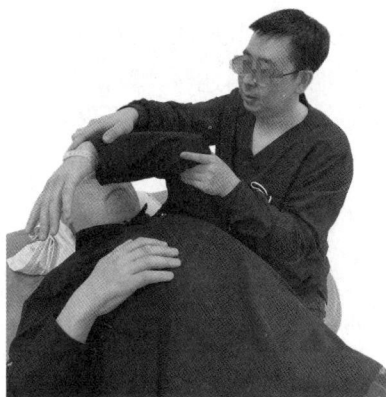

图18 肩外展与肘屈曲分离训练

（5）腕关节背伸训练

患者取坐位或仰卧位，治疗者以右手握住患者的左侧手臂，左手握住患者左侧手掌，使患者手指处于伸展位，然后治疗者使患者腕关节呈过伸位，活动腕关节，如图19、图20所示，目的是促进腕关节的功能恢复，缓解腕关节的痉挛。

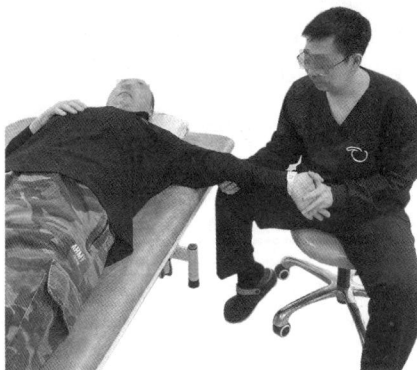

图19 腕关节背伸训练（1）

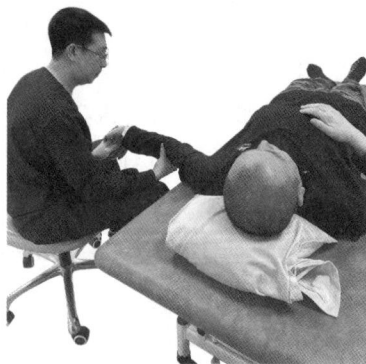

图20 腕关节背伸训练（2）

（6）木钉训练

治疗师准备一块带有多个孔洞的木板，配有一组圆柱形木钉；患者以健侧上肢带动患侧上肢双手抓取木钉，插入孔中；按颜色/顺序排列木钉，增加认知难度，如图21、图22所示。目的是使健侧上肢带动患侧上肢，促进分离运动。

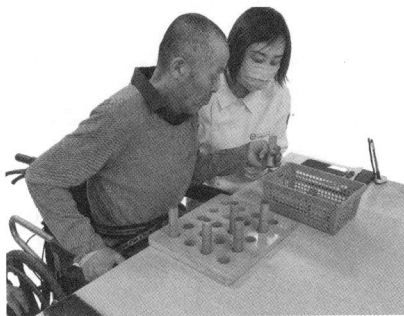

图21 木钉训练（1）

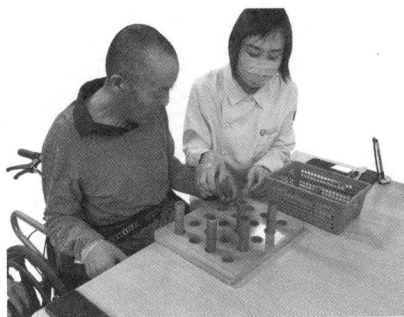

图22 木钉训练（2）

（7）腕关节运动功能训练

① 钟摆运动：患者前臂支撑桌面，手掌悬空做前后左右摆动（早期康复适用）。

② 画字训练：患者用指尖在空中书写字母 / 数字，保持肩肘固定，仅手腕活动。目的是扩大腕关节活动度，增加与腕关节活动相关肌肉的力量。

2. 手功能训练

（1）联合反应

健侧手的活动易化患侧手同样的活动，较难的动作可以进行双侧对称训练。

（2）屈曲指关节训练

近端牵拉反应引起远端屈曲，治疗师维持腕伸展位，让患者主动屈曲指关节。

（3）伸腕训练

训练从肘关节伸展位开始，进展至肘关节屈曲位。治疗师将腕关节固定在伸展位，防止腕关节下垂，如图23、图24所示。

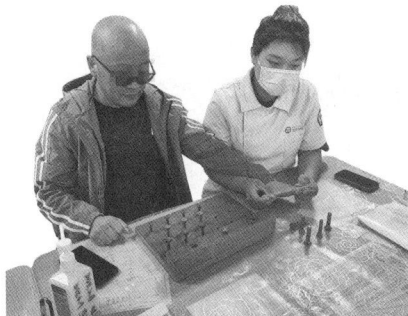

图23 伸腕训练（1）

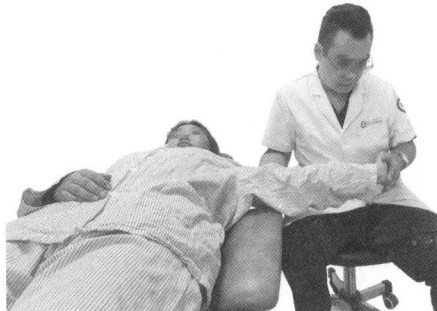

图24 伸腕训练（2）

（4）手分指板训练

手指分离板是一种训练手指分开与伸展、保持手指于正确功能位的器械。患者将手指放在指槽内，用固定带固定好手指和手掌，如图25、图26所示。分指板可用合适的石膏模型代替，使用不受时间限制，配合滚筒扩大肩、肘、腕关节活动度，缓解痉挛。目的是抑制手指屈曲紧张，可矫正手指姿势，防止手指屈曲挛缩畸形。

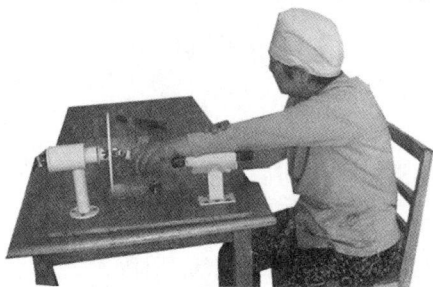

图25　手分指板训练（1）

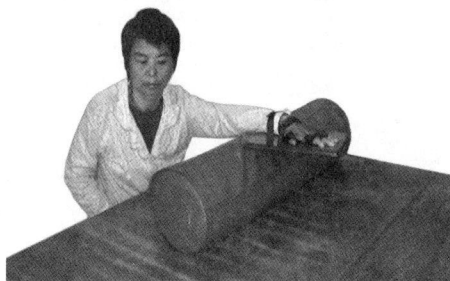

图26　手分指板训练（2）

（5）精细动作训练

捡豆豆、织毛衣、打篮球、下象棋、自己开灯、自己穿袜子等。

3. 下肢功能康复训练

（1）髋关节控制能力训练

患者侧卧，屈膝并拢，双脚并拢，位于上方侧的膝关节缓慢打开（像贝壳开合），同时保持骨盆稳定，如图27、图28所示。目的是提高髋关节的控制能力，诱发患者屈髋屈膝的分离运动，诱发患者的摆腿能力。

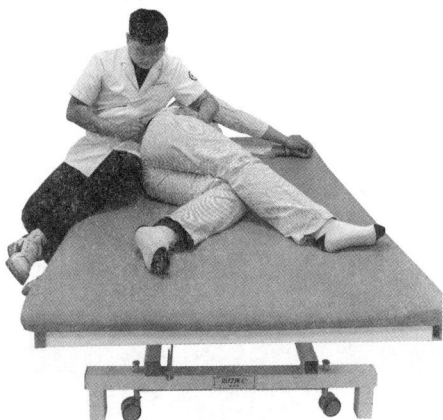

图27　髋关节控制能力训练（1）

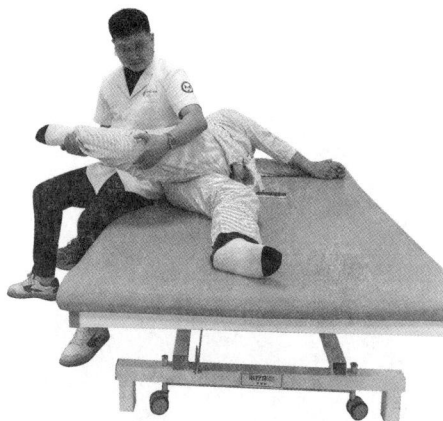

图28　髋关节控制能力训练（2）

（2）下肢跟腱牵拉训练

① 站姿跟腱牵拉：第一种为台阶牵拉法，患者双脚前脚掌踩在台阶边缘，脚跟悬空；健侧腿抬起，患侧腿缓慢下放脚跟至有牵拉感，保持 15~30 秒，重复 3~5 次。第二种为斜坡牵拉法，患者可站在倾斜的楔形板或斜坡上（15~30°），膝关节伸直，身体重心前移，感受跟腱牵拉。

② 坐姿跟腱牵拉：第一，治疗师可用弹力带辅助牵拉，患者坐位，患腿伸直，弹力带绕于前脚掌，双手拉弹力带使足背屈（脚尖向身体方向勾），保持牵拉感持续 20 秒，避免膝关节屈曲。第二，治疗师可用毛巾辅助牵拉，患者坐位，用毛巾绕过前脚掌，双手拉毛巾两端缓慢牵拉足部背屈，保持膝关节伸直。目的是预防跟腱挛缩、足内翻、足下垂，提高下肢本体运动感觉。

③ 卧位跟腱牵拉：患者取仰卧位，治疗师一手固定踝关节上方，另一手握住足跟，牵拉跟腱，如图 29 所示。

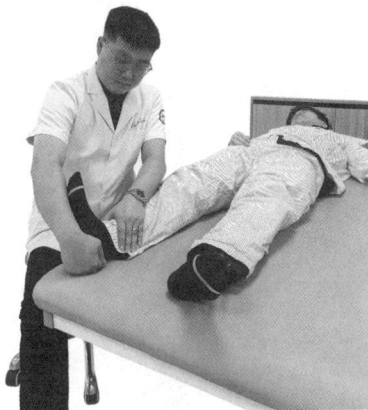

图29　下肢跟腱牵拉训练

（3）易化下肢分离运动训练

① 髋-膝分离训练：患者仰卧，屈髋屈膝（足底贴床），治疗师一手固定健侧下肢，另一手引导患侧足跟沿床面缓慢滑动（由屈膝至伸膝），强调膝关节独立屈伸，避免髋关节代偿，如图 30 所示。

② 踝关节分离训练：治疗师托住患足，被动背屈/跖屈踝关节，引导患者感知运动方向后，尝试主动完成"勾脚-绷脚"动作，同时保持膝关节稳定，如图 31 所示。目的是抑制患侧下肢联带运动，易化下肢分离运动，提高下肢的控制能力，纠正足下垂。

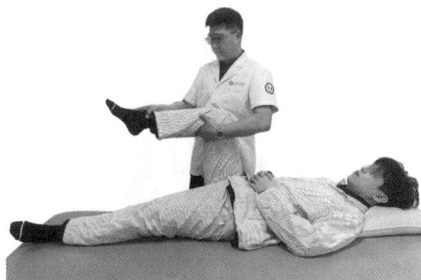

图30　易化下肢分离运动训练（1）

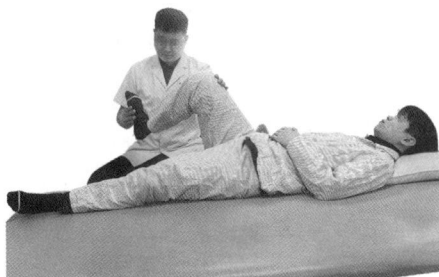

图31　易化下肢分离运动训练（2）

（4）偏瘫步态训练

患者先练习站立平衡，再练习骨盆的旋转，即让患者交叉腿站立和行走，向后、向前走交替练习，步幅均匀，频率适中，伸屈膝，先抬一侧足后跟，重心转移，另一侧足跟亦先着地，重心又转移至后足，开始下一步态周期，如图32所示。目的是抑制患侧下肢伸肌联带运动，诱发髋关节、膝关节、踝关节屈曲的分离运动，缓解躯干下肢痉挛，提高患侧下肢支撑体重的能力。

（5）偏瘫单腿训练

治疗师一手托起健侧，一手扶住患腿，需防止患者发生意外，每次站立10分钟，如图33所示。目的是改善平衡功能，提高躯干的控制能力，诱发患侧下肢支撑体重的能力。

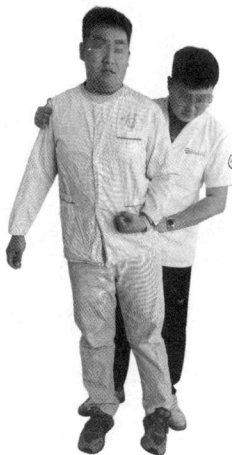

图32　偏瘫步态训练　　　图33　偏瘫步态训练偏瘫单腿训练

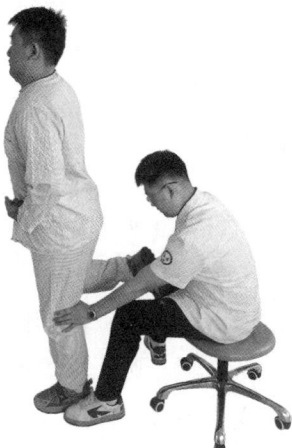

（6）下肢肌力训练

患者取仰卧位或坐位，双下肢伸直，主动抬高患腿至30°，保持10秒，然后缓慢放下。此动作重复20~30次；当确认自己能主动完成直腿抬高练习的情况下，可以进行渐进抗阻练习。所谓渐进抗阻练习，就是在患者主动完成直腿抬高练习的基础上，在患侧踝关节处增加一定重量的沙袋（沙袋的重量逐渐增加），从而使得股四头肌收缩时阻力增加，提高肌力，如图34所示。目的是进行股四头肌训练，防止下肢痉挛，为步行做准备。

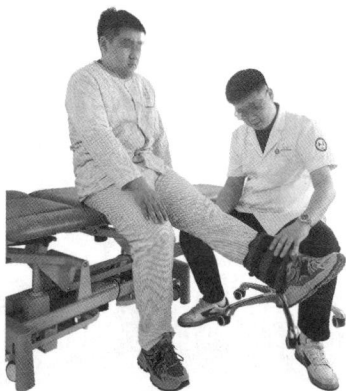

图34　下肢肌力训练

（7）坐位平衡训练

利用躯干肌的活动，如联合反应、共同运动、姿势反射等，促进肩胛带和骨盆带功能的部分恢复，使患者可以床上翻身、卧位转换和坐位Ⅰ级平衡。

（8）直跪训练

患者直跪时应躯干垂直于地面，髋关节伸直，膝关节屈曲90°。目的是训练股四头肌、股二头肌的力量，防止肌肉萎缩。

（9）髋关节内收、外展的控制训练

患者仰卧于治疗床上，双膝屈曲，健侧下肢保持中立位，患侧下肢在内收、外展时保持不同的角度，进行髋关节内收、外展的控制训练，如图35所示。此项训练适用于偏瘫下肢且有一定的控制能力者。目的是通过训练促进髋关节内收、外展运动，提高控制力。

（10）膝屈曲训练

患者取侧卧位，治疗者站在患侧，一手握住患者的踝部以辅助其屈膝。另一手压住患者的臀部以防止代偿，做屈膝练习，如图36所示。患者也可以取坐位，治疗者位于患侧，一手托住患侧膝关节下方，用另一手握住患脚背，托起下肢，练习膝关节屈曲，然后返回。目的是提高膝关节的屈曲、上抬能力，增强膝关节的控制能力。

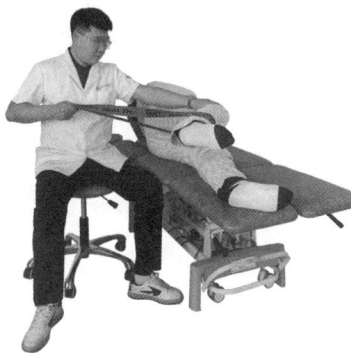

图35　髋关节内收、外展的控制训练　　　图36　膝屈曲训练

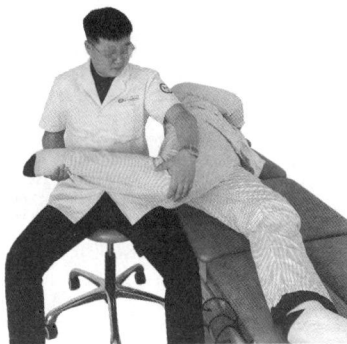

（11）踝背屈训练

患者取仰卧位，治疗者坐在侧方，嘱患者屈曲下肢，同时用一只手固定踝关节上方，另一只手协助患者踝关节做背屈、外翻，如图37、图38所示。也可以在患者俯卧位屈膝时，治疗者一只手固定踝关节上方，另一只手协助患者踝关节做背屈、外翻。目的是利用屈肌协同模式训练踝背屈能力，缓解踝痉挛，对抗足下垂。

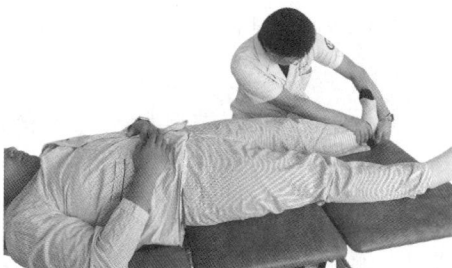

图37 踝背屈训练（1）

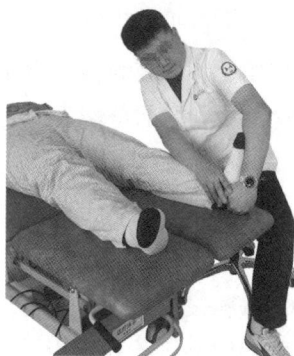

图38 踝背屈训练（2）

（12）屈髋、屈膝训练

患者取仰卧位，治疗者站在患侧。治疗者一手托住患足，患者屈膝并将患肢放到床下，在髋伸展的状态下，由治疗者协助患者将患脚抬至床面。刚开始训练时，治疗者协助的力量较大，随着患者能力的提高，可以逐渐减少协助力量，让患者独立完成，如图39、图40所示。目的是提高屈髋、屈膝能力。

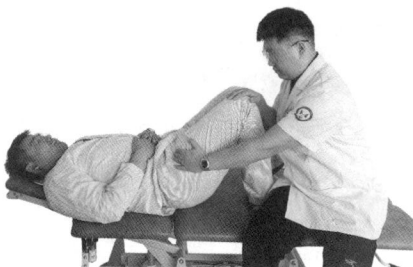

图39 屈髋、屈膝训练（1）

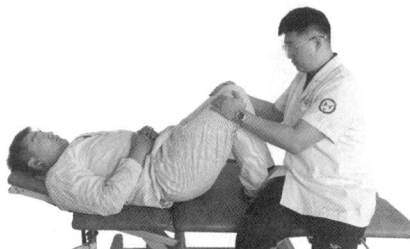

图40 屈髋、屈膝训练（2）

第五章

脑卒中合并语言功能障碍

第一节　语言功能障碍

一、概述

语言功能障碍，又称为失语症（aphasia），是指在神志清楚的基础上，因大脑优势半球语言中枢受损而出现的语言表达或理解功能障碍。不同的功能区受到损伤，可以出现不同程度和类型的语言功能障碍，如发音和构音器官正常但不能言语的运动性失语，或肢体运动无碍但无法书写的失写症，视力正常但无法对文字进行阅读的失读症等。语言功能障碍可作为脑卒中的首发症状或者唯一症状。

本病属于中医学"中风""暴喑""失语"等范畴。

二、发病机制

1. 西医

语言功能障碍的病因系大脑相关功能区的神经细胞受损。临床多见于缺血性及出血性脑卒中，因挫裂伤、出血压迫等外伤引起的颅脑损伤。特殊类型的语言功能障碍，如分水岭区失语综合征系血压异常降低或脑灌注不足造成分水岭梗死。此外，如颅内感染、颅内静脉血栓等也会对语言功能区造成损伤从而引起不同程度的失语。

（1）运动性失语

运动性失语是因大脑优势半球的额下回后部运动性语言中枢受损所致，又称表达性失语或 Broca 失语。

（2）感觉性失语

感觉性失语是因大脑优势半球的颞上回后部的感觉性语言中枢受损所致，又称接受性失语或 Wernicke 失语。

（3）命名性失语

命名性失语是因大脑优势半球的颞中回后部受损所致，又称健忘性失语。

（4）失写症

失写症是因大脑优势半球的额中回后部受损所致，又称书写不能。

（5）失读症

失读症是因大脑优势半球的角回受损所致。

2. 中医

中医认为本病属于"中风"范畴，多因劳倦过度，暴饮暴食，脾失健运，脾虚生痰，痰湿内生，痰热互结，痰阻舌本，舌强不语、肝风夹痰流窜舌本，或肝肾阴虚，肝阳上亢，气血衰少，风火相煽，瘀血阻滞，气血逆上，犯于脑而发病。总之，其病位在脑，与心、肝、肾、脾的关系密切。

三、临床表现

根据病变部位的不同，失语症患者可出现不同的临床表现。

1. 运动性失语

患者能听懂他人的言语，发音器官能够正常发音，但难以发出正常言语，或完全不能发出语言，或使用文字词汇错误，或语言连续性出现障碍而发出电报式语言。患者能识别书面文字并理解意思，但不能发出正确读音或完全不能发出声音。

2. 感觉性失语

患者能够听到他人的语言，但对他人的提问或指令无法做出正确地理解和回复，患者可以发出速度流畅的言语，但内容错乱，毫无逻辑，正常人难以理解。

3. 命名性失语

患者能发出流利的语言，对语言的理解正常，可以流利地复述他人的言语，但不能命名物体。对于一个物体，患者能描述某个物体的用途、外形等特点，也能判断他人对该物体是否命名准确，但自己不能正确说出该物体的名称；在被告知该物体名称时，可以复述，但经短暂时间后再次忘却而失去命名的能力，又称健忘性失语。

4. 失写症

患者能够正确发音和理解文字，手的书写功能无障碍，但完全无法进行书写，或在书写的内容中出现明显的词汇、语义或语法等某个或多个方面的错误，但能够完成抄写。该类失写症在临床上多与运动性失语或感觉性失语同时出现。

5. 失读症

患者能够看到文字，不存在视力障碍，但无法识别文字和理解文字。病情较轻者能够朗读文字材料，但朗读时经常出现误读，包括将上午读成下午、白天读成夜晚等；病情较重者会丧失文字的匹配能力。

四、脑卒中后语言障碍的神经系统检查

1. 失语症的体格检查

医生应明确患者目前意识状态和水平，确保患者能检查配合，相关运动、感觉及视觉等无障碍。通过问诊获取患者的文化水平，以及是左利手还是右利手以明确优势半球，若为左利手应明确平时哪只手主要负责书写。

2. 语言表达能力检查

（1）说

说，包括交谈性言语（对话）、描述性言语（看图说话）、言语复述（跟读）、自发言语（计数、叙述经历）、命名物体、唱歌、解释单词或成语的意义等。

（2）写

写，包括听写单词、听写句子、自动书写（造句、作文）和抄写（词、句、图）等。

3. 语言理解能力检查

（1）听

听，包括执行简单指令（睁眼、闭眼、握拳）、是非问题选择（我是坐着的吗？门是开着的吗？天在下雨吗？）、左右定向（伸出左手，用左手摸右耳，抬右腿）、执行复杂指令（按顺序摸鼻子、眼睛和耳朵，指指地板然后再看天花板）。

（2）阅读

阅读，包括朗读单字、单词和单句，找出检查者朗读的单词，执行书面命令。

五、影像学检查

1. CT 检查

头部 CT 检查方便、快捷、安全，该检查对于突发的脑出血、蛛网膜下腔出血可以给予早期的定位、定性诊断，对于严重的、超早期的脑梗死可以通过综合分析，发现如大脑中动脉高密度征、岛叶征、绸带征等特殊征象进行辨别和初步诊断。对于颅内感染、占位性病变等也有一定的辅助诊断作用。

2. MRI 检查

MRI 检查的普及为神经系统疾病的诊断提供了巨大的帮助，结合多个序列，可以对早期脑梗死、脑出血及颅内感染有明确的诊断作用。另外，头部 MRI 检查对于脑卒中的定位诊断有明显的作用，也对失语症的诊断具有重要作用。

六、鉴别诊断

1. 与癔症相鉴别

癔症是由于生活事件、内心冲突、强烈的情绪体验、暗示或自我暗示等，作用于易感个体的精神障碍。

2. 与应激性语言障碍相鉴别

应激性语言障碍是遇到急剧、重大的精神刺激，如亲人突然死亡、车祸，导致神经递质、受体、信号传导发生改变而引起语言障碍。

3. 与精神病患者的语言异常相鉴别

精神病患者的语言异常是由生理、心理、文化、社会等因素变化，导致大脑结构、神经活动等发生改变的结果。

4. 与口吃相鉴别

口吃多与紧张、应激、焦虑、遗传、暗示等因素有关。

七、中医辨证论治

1. 心脾两虚，风痰闭阻舌窍

临床表现：中风舌强不语、语言謇涩，患者能够理解他人言语，能够发音，但言语困难，或用词错误，或不能说出连贯的句子而呈电报式语言；兼有胸闷气短，腹胀，心悸，纳差；舌体胖，舌尖红，苔腻，脉滑。

治法：养心健脾，补气养血，化痰解语。

方药：山药 30g，茯苓 12g，白术 12g，天麻 15g，全蝎 6g，白附子 6g，党参 10g，石菖蒲 30g，胆南星 6g，羌活 6g，陈皮 9g，当归 12g，黄芪 30g，甘草 6g，水煎服。

针刺：① 选穴：四舌针、四神聪、百会、承浆、足三里、丰隆、内关、脾俞、心俞、通里。② 操作：丰隆用泻法，足三里、脾俞、心俞用补法，余穴平补平泻；四神聪透百会。

刺络放血：三棱针刺金津、玉液、少冲。

2. 气虚血瘀，闭阻舌本

临床表现：中风已久，心慌气短，少气懒言，四肢无力，头晕眼花；不能辨识书面文字，不能理解文字意义，轻者能够朗读文字材料，但常出现语义错误，如将"桌子"念成"椅子"、将"上"念成"下"等，重者丧失所念文字与书写文字相匹配的能力；舌暗，苔白有淤血点，脉沉细无力或涩。

治法：补气养血，活血解语。

方药：当归 6g，生黄芪 30g，西洋参 9g，丹参 12g，枳实 6g，水蛭粉 3g，冰片 0.1g（冰片化成水点舌下），石菖蒲 30g，茯苓 12g，白术 15g，全蝎 6g，甘草 6g，水煎服。

针刺：① 选穴：四舌针、足三里、通里、气海、百会、血海、膈俞、中脘。② 操作：中脘、足三里、气海、百会用补法，余穴平补平泻。

艾灸：灸百会、气海、太溪、脾俞、膈俞。

3. 肝气郁结，滞于舌本

临床表现：因突然精神刺激，忧思郁怒，或突受惊恐，头晕目眩，胸闷嗳气，消化不良；语言错乱，不能理解他人和自己的言语，不能对他人提问或指令做出正确反应，用词错误或零乱，缺乏逻辑，让人难以理解；大便干，小便黄，舌暗苔黄，脉弦。此证多见于脑卒中急性期。

治法：疏肝理气，化滞解语。

方药：柴胡 12g，白芍 15g，石菖蒲 15g，黄芩 12g，天麻 15g，钩藤 9g，三七 3g，川芎 9g，石决明 15g，全蝎 9g，郁金 12g，佛手 12g，甘草 6g，水煎服。

针刺：① 选穴：四神聪、百会、四舌针、太冲、行间、肝俞、膻中、通里、足三里。② 操作：太冲、行间用泻法，足三里、通里用补法，余穴平补平泻；四神聪透百会。

刺络放血：金津、玉液、承浆、大椎、肝俞、胆俞、足窍阴、行间。

4. 肝肾阴虚，舌本失养

临床表现：腰膝酸软，头晕眼花；手部运动功能正常，但丧失书写的能力，或写出的内容存在词汇、语义和语法方面的错误，抄写能力保留；舌红苔少，脉弦数。此证多见于脑卒中后期。

治法：补益肝肾，滋养舌本。

方药：熟地黄 12g，山茱萸 15g，白芍 15g，麦冬 15g，甘草 6g，天麻 10g，白附子 6g，羌活 6g，龙骨 30g，牡蛎 30g，石菖蒲 30g，水煎服。

针刺：① 选穴：四舌针、承浆、通里、太溪、神庭、肝俞、肾俞。② 操作：太溪、肝俞、肾俞用补法，余穴平补平泻。

八、脑卒中后语言障碍的评定与康复治疗

1. 脑卒中后语言障碍的康复评定

（1）波士顿诊断性失语症检查（BDAE）

波士顿诊断性失语症检查是美国波士顿大学神经病学系失语症研究中心和波士顿退伍军人管理局医院共同制定的。它可以根据失语症分类，对失语症进行鉴别诊断；根据对话和言语作业的录音，设计了失语症严重程度分级；应用对话的录音对言语特征进行分析，包括错语、语法形式、韵律、找词、发音等。此检查由 27 个分测验组成，分为五个大项目：会话和自发性言语，听觉理解，口语表达，书面语言理解，书写。

（2）西方失语症成套测验（WAB）

西方失语症成套测验由加拿大西安大略大学临床神经病学系编制。它是以波士顿诊断性失语症检查为基础，但是克服了波士顿失语检查法冗长的缺点，在一小时内可完成检查，比较实用，而且可单独检查口语部分，并根据结果进行分类。此检查法除检查失语部分外，还包含运用、视空间功能、非言语性智能、结构能力、计算能力等内容的检查，因此可做出失语症以外的神经心理学方面的评价。这是一个定量的失语症检查法，除可测试大脑的语言功能外，还可测试大脑的非语言功能。

（3）表征测验（token test）

表征测验是德伦齐（Derenzi）和维格诺拉（Vignola）于 1962 年编制的，此测验由 61 个项目组成，包括两词句 10 项、三词句 10 项、四词句 10 项、六词句 10 项及 21 项复杂指令，适用于检测轻度或潜在失语症患者的听理解能力。目前应用较多的是简式 token 测验，其优点是可以用于检测重度失语症患者。同时，该测验还有量化指标，可测出听理解的程度。

（4）汉语标准失语症检查

汉语标准失语症检查，又称中国康复研究中心失语症检查法，只适合成人失语症患者。此检查包括两部分内容，第一部分是通过患者回答的12个问题，检查者可了解其言语的一般情况，第二部分由30个分测验组成，分为9个项目，包括听理解、复述、说、出声读、阅读理解、抄写、描写、听写和计算。在大多数项目中采用了六等级评分标准。为避免检查时间太长，身体部位辨别、空间结构等高级皮质功能检查并没有包括在内，必要时可另外进行检查。使用此检查前要掌握正确的检查方法，应该由参加过培训或熟悉检查内容的检查者来进行检查。

（5）汉语失语成套测验

该测验包括自发谈话、复述、命名、理解、阅读、书写、结构与视空间、运用和计算9个项目，并规定了评分标准。

2. 脑卒中后语言障碍的康复治疗

语言治疗，又称言语训练或言语再学习，是指通过各种手段对有言语障碍的患者进行针对性治疗，其目的主要是通过言语训练来改善患者的言语功能，提高交流能力，对经过系统训练效果仍不理想者，应加强非语言交流方式的训练，或借助于替代语言交流的方法，如手势语、交流板等。

（1）言语障碍治疗的原则

① 早发现、早治疗：尽早发现患者的言语障碍，尽快接受治疗，取得最佳治疗效果。

② 及时评定：治疗前应进行言语功能评定，了解障碍的类型及其程度，制定相应的治疗方案。

③ 循序渐进：言语训练应该循序渐进，先易后难。如果听、说、读、写均有障碍，治疗应从听理解开始，重点放在口语的训练上，合理安排治疗时间及内容。

④ 患者主动参与：言语治疗是治疗师与患者之间的双向交流过程，需要患者的主动参与。

（2）言语治疗的目标

① 轻度失语：改善语言和心理障碍，能够适应职业需要，长期目标为尽可能生活自理，力争就业，回归社会。

② 中度失语：利用残存的语言功能改善功能障碍，适应日常交流，长期目标为达到日常生活自理的水平。

③ 重度失语：尽可能发挥残存功能，减轻家庭的帮助，长期目标为争取

在日常生活中能简单交流。

（3）康复治疗方法

① 刺激疗法：舒尔（Schuell）失语症刺激疗法是很多失语症康复治疗的基础方法，具体可分为 6 个基本原则。第一，采用强的听觉刺激，这是刺激法的基础。因为听觉模式在语言过程中居于首位，而且听觉模式的障碍在失语症中也很突出。只有听力得到改善，其他刺激才能产生反应。第二，采用恰当的语言刺激。根据患者的兴趣，治疗师选用适当控制下的刺激，在难度上要以患者感到有一些难度、但尚能完成为宜。第三，利用多途径的语言刺激。如给予听刺激的同时，给予视、触、嗅等刺激可以达到相互促进效果。第四，利用反复刺激。一次刺激，得不到正确反应时，反复刺激可能会提高其反应性。第五，每个刺激均应引出反应。一项刺激引出一个反应，这是评价或刺激是否恰当的唯一方法，它能提供重要的反馈而使治疗师调整下一步的刺激。第六，正确反应要强化，并不断矫正刺激。

Schuell 治疗过程：第一，进行听理解训练，该训练采用图片–图片匹配、文字–图片匹配、文字–文字匹配、图片选择等方法，由单词的认知和辨认开始，逐渐增加难度；把一定数量的物品或图片放在患者面前，让患者完成简单的指令及记忆跨度训练等。第二，进行口语表达训练，如语音训练、命名训练、复述练习、自发口语练习等。第三，进行阅读理解及朗读训练，如视觉认知训练、听觉认知训练、词语理解训练，以及朗读单词、句子、短文等。第四，进行书写训练，如抄写、听写、描写、记日记和写信等。第五，进行计算能力训练，如从患者现有的计算能力开始，逐渐增加难度。

② 实用交际能力的训练：如用手势语等交流方式传递信息。对大多数失语症患者来说，其言语功能与非言语功能多同时受损，但非言语功能的损害可能较轻，因此，对失语症患者需要同时进行非言语交流的训练，尤其是经过系统的言语治疗，言语功能仍然没有明显改善者，要进行实用交流能力的训练。目的是使言语障碍的患者，最大限度地利用其残存的能力（言语功能或非言语功能），掌握日常生活中最有效的交流方法。

训练方法为将一叠图片正面向下扣置于桌上，治疗师与患者交替摸取，不让对方看见自己手中的图片的内容，然后双方运用各种表达方式（如呼名、迂回语、手势语、指物、绘画等）将信息传递给对方，接受者通过重复确认、猜测、反复提问等方式进行适当反馈，以达到训练目的，治疗师可根据患者的能力提供适当的示范。

③ 小组治疗：如可组织言语–语言治疗小组，小组成员每天进行言语交

流，包括打招呼，辞行，人物信息辨别，钱、日历的应用，左右辨别，身体部位辨别等。这些小组活动包括心理的、社会的活动，以及 OT、阅读和数学等活动。这些治疗活动的意义是强调功能性的、现实生活中的治疗活动。根据情况来决定治疗时间，强化治疗小组可以每天 3 小时，每周 5 次，也可以每周 1~2 次，每次 1~2 小时，与个人治疗相配合。也可组织家庭咨询和支持小组，帮助家庭成员或配偶了解失语和解决语言问题，了解并帮助患者和家庭成员解决情感问题，常需要社会工作者和心理工作者的合作。还可组织心理治疗小组，为失语患者宣泄情感和学习处理心理冲突提供支持气氛，增进个人之间的了解，改善患者的观察能力，并且帮助成员适应离院后的社会情绪，减少孤独感，改善社会融入能力和增强自我意识。

④ 其他常用的治疗方法：如根据语言模式和失语程度选择治疗方法（表13）。也可根据失语症类型选择治疗方法（表 14）。

表13　不同语言模式和严重程度的训练方法

语言模式	程度	训练方法
听理解	重度	单词（画、文字）匹配，做是或非反应
	中度	听简单句做是或非反应；执行简单口头指令
	轻度	复杂句、短文、长文章，内容更复杂（新闻理解等）
阅读	重度	画和文字匹配（日常物品、简单动作）
	中度	情景画、动作、句子、短篇文章；执行简单的书写命令，读短文回答问题
	轻度	执行较长的书写命令；读长篇文章（故事等）后提问
口语	重度	复述（单音节、单词、系列语、问候语），称呼（日常用词、动词、读单音节词）
	中度	称呼、读短文、复述短文、动作描述
	轻度	日常生活话题的交谈、事物描述
书写	重度	姓名，听写日常用词
	中度	听写（单词、短文），书写简单句
	轻度	复杂句书写、短文书写、描述性书写、记日记
其他		计算、绘画、写信、查字典、写作等，均应按程度进行训练

表14　不同类型失语症训练重点

失语症类型	训练重点
命名性失语	口语命名训练、文字称呼训练
Broca 失语	构音训练、口语表达训练、文字表达训练

失语症类型	训练重点
Wernicke 失语	听理解训练、复述训练、会话训练
传导性失语	听写训练、复述训练
经皮质感觉性失语	听理解训练（以 Werniccke 失语为基础）
经皮质运动性失语	构音训练、文字训练（以 Broca 失语为基础）

九、典型病例

赵某，男，75 岁。2021 年 6 月 1 日初诊。

主诉：语言不清、流涎 1 年。

现病史：患者 1 年前突然头痛头晕，逐渐发展到恶心呕吐，站立不稳，出现意识障碍，急送某大医院，诊断为"多发性脑梗"，经过医院溶栓治疗脱险。患者伸舌偏左，舌头不能摆动，伸出困难，卷舌困难，语言不清晰，不能组词，但能发单字音，嘴角流涎，夜寐欠安，纳可，二便调，舌暗，苔白腻，脉弦滑。

西医诊断：脑卒中后遗症。

中医诊断：中风失语。

中医辨证：脾肾两虚，痰阻舌本。

治法：补脾益肾，化痰解语。

处方：解语散加减（《证治准绳·类方》）。人参 15g，羌活 12g，防风 9g，川芎 6g，天麻 12g，三七 6g，胆南星 6g，陈皮 12g，白芷 6g，甘草 6g，羚羊角 3g，竹沥 15mL。

针灸：四舌针、四神聪透百会、承浆、足三里、丰隆、内关、脾俞、心俞、通里。

二诊：6 月 8 日，患者家属描述其能说连词，嘴角流涎，夜寐欠安，纳可，二便调，舌质暗转为淡暗，舌苔白腻，脉滑。该患者治疗方案不变。

三诊：患者能发音组词（能说吃饭等），语言清晰，嘴角流涎改善，舌淡红苔白，脉滑。在原方的基础上加石菖蒲 30g。7 剂，水煎温服，配针刺和语言训练，嘱患者做图片与对应的文字卡片相配训练，具体方法为治疗师给患者出示一组卡片，并说几遍图中物品的名称，请患者一边看图与字，一边注意听，反复说 15 次，让患者看字卡或图卡后进行提问："这是什么？"以相互关联的单词集中练习，可增加效果，例如烟、火柴、烟灰缸一组，桌子、椅子、书架一组等。

四诊：6 月 22 日，患者上次治疗后语言流利，夜寐安，纳可，二便调，舌红苔白，脉滑。

第二节　构音障碍

构音障碍是因中枢神经、周围神经或肌肉损伤，其支配的发音器官出现功能障碍而导致的言语障碍，临床表现为发音功能出现异常的言语障碍。患者通常可以正确理解语言或文字，但在表达语言时出现各种形式的言语形成障碍，如吐字困难或不清晰，部分患者还会出现异常的音调或者语速，病情较重者可以完全不能发音。

本病属中医学"喑痱"范畴。

一、发病机制

1. 西医

构音障碍是由于中枢神经系统损害引起与言语有关的肌肉麻痹、收缩力减弱或运动不协调，患者通常可以正确理解语言或文字，但在表达语言时出现各种形式的障碍。

2. 中医

中医理论认为因气血亏虚，心、肝、脾、肾等脏腑阴阳失调，加之生活、饮食、起居不规律，忧思恼怒以致脏腑功能失调，气血上逆，夹痰夹火，流窜经络，蒙蔽清窍，阻于舌本；肝肾亏虚，痰浊上泛，堵塞窍道，故舌强不能言语。

二、临床表现

不同部位受损引起的构音障碍会引发不同的临床表现和特点，具体可见以下几种类型。

1. 上运动神经元损害

上运动神经元受损，可损伤一侧的皮质脊髓束，临床表现为病灶对侧的中枢性面瘫、舌瘫，构音障碍主要表现为辅音部分发音不清晰，但发音和语音共鸣功能正常，临床常见于出血性及缺血性脑卒中。双侧皮质脊髓束受损可引起假性球麻痹，临床表现可见说话带鼻音、声音嘶哑和语速变慢。另外因唇、舌、齿的功能受到损伤，发音时鼻腔功能异常导致漏气，最终导致辅音不清晰，常伴有吞咽困难、饮水呛咳、咽反射亢进和强哭强笑等。双侧皮质脊髓束损伤较少见，临床可发生于多发性脑梗死（多累及双侧）、皮质下血管性痴呆、肌萎缩侧索硬化、多发性硬化、进行性核上性麻痹等。

2. 基底核病变

本类构音障碍是由于唇、舌等构音器官因肌张力高、震颤及声带不能张开等所导致的说话缓慢而含糊，声调低沉，发音单调，音节颤抖样融合，言语断节及口吃样重复等。临床多见于帕金森病、肝豆状核变性等。

3. 小脑病变

小脑蚓部或小脑与脑干相连通的神经通路损伤而导致的发音和构音器官肌肉运动不协调，又称共济失调性构音障碍。本类构音障碍表现为构音模糊不清，音节延长，声音忽强忽弱，甚至呈暴发样语言，言语不能连续，呈吟诗样或分节样。临床多见于小脑蚓部梗死或出血、小脑变性疾病和多发性硬化等。

4. 下运动神经元损害

支配发音和构音器官的脑神经核和（或）脑神经、司呼吸肌的脊神经病变，导致部分肌肉肌张力减弱或消失，这类构音障碍称为弛缓性构音障碍。该类构音障碍以发音费力和声音强弱不等为主要特点。面神经受损可使唇音和唇齿音发音异常，双侧面神经受损会表现明显；舌下神经受损导致舌运动出现障碍，临床表现为舌音不清、言语含糊，部分患者可伴有舌肌萎缩和舌肌震颤；迷走神经喉返支单侧受损可见声音嘶哑和复音现象，迷走神经喉返支双侧受损可无明显发音障碍，但会出现吸气性哮鸣音；迷走神经咽支和舌咽神经受损可引起软腭麻痹，说话带鼻音并影响声音共鸣；膈神经损害时造成膈肌麻痹，使声音强度减弱，发音费力，语句变短。该类型构音障碍主要见于进行性延髓麻痹、急性脊髓炎、吉兰-巴雷综合征、脑干肿瘤、延髓空洞、副肿瘤综合征及各种原因导致的颅底损害等。

5. 肌肉病变

影响发音和构音的肌肉出现损伤或者病变也可以引起构音障碍，其临床症状类似下运动神经元损害，以发音费力和声音强弱不等症状为主要表现，但多同时伴有其他部位的肌肉病变，如重症肌无力、进行性肌营养不良等。

三、鉴别诊断

1. 失语症

失语症是指与语言功能有关的脑组织的病变，如脑卒中、脑外伤、脑肿瘤、脑部炎症等，造成患者对人类进行交际符号系统的理解和表达能力的损害，尤其是语音、词汇、语法等成分，语言结构和语言的内容与意义的理解和表达障碍，以及作为语言基础的语言认知过程的减退和功能的损害。失语症不包括由于意识障碍和普通的智力减退造成的语言症状，也不包括听觉、视觉、书写、发音等感觉和运动器官损害引起的语言、阅读和书写障碍。

2. 缄默症

缄默症是患者言语器官及能力正常，却短期甚至长时间沉默不语。常见的功能性缄默症主要包含选择性缄默症、癔症、紧张性缄默症、妄想的缄默症及抑郁症等。

3. 失声

失声是指因喉部损伤或其支配的神经障碍而导致的声带功能障碍或呼吸功能异常所致声带振动障碍。临床表现为失音和吸气困难与喘鸣，必要时需气管切开以防止窒息。

4. 口吃

口吃是以语音节律异常为主要表现，包括字音重复或语流中断，当言语表达不流利时常伴躯体抽搐样动作和面部异常的表情。常见的口吃类型包括先天性口吃、思维过速性口吃、精神性口吃、方言性口吃、家族性口吃等。

四、中医辨证论治

1. 肝阳上亢

临床表现：半身不遂，头晕头痛，心烦目赤，口苦咽干，说话带鼻音，声音嘶哑和言语缓慢，以及发音时鼻腔漏气致使辅音发音明显不清晰，常伴有吞咽困难、饮水呛咳、咽反射亢进和强哭强笑等，大便秘结，小便黄，舌红苔黄。

治法：平肝潜阳。

方药：天麻钩藤饮合解语散加减。防风 12g，天麻 12g，羚羊角 3g，羌活 10g，炙甘草 6g，钩藤 12g，牛膝 10g，杜仲 12g，石菖蒲 30g。

针刺：① 选穴：四舌针、承浆、肝俞、肾俞、太冲、通里、天突、攒竹。② 操作：四舌针、肾俞用补法，余穴用泻法。

2. 风痰阻络

临床表现：半身不遂，口眼㖞斜，肢体麻木，构音含糊，音节缓慢拖长，声音强弱不等，甚至呈暴发样语言，言语不连贯，舌苔白腻，脉弦滑。

治法：化痰通络解语。

方药：瓜蒌薤白加羚角钩藤汤加减。羚羊角 3g，钩藤 9g，半夏 9g，茯苓 12g，瓜蒌 12g，薤白 9g，防风 9g，羌活 12g，甘草 12g。

针刺：①选穴：四舌针、承浆、通里、脾俞、丰隆、中脘。②操作：四舌针、脾俞、中脘用补法，余穴用泻法。

3. 瘀阻舌本

临床表现：半身不遂，阵发性头痛如针刺，语言不清、歪曲、失重音、不适宜的停顿、费力音、发音强弱急剧起伏、鼻音过重，舌质暗或青，苔少，脉涩。

治法：活血化瘀，通络解语。

方药：解语散加减。白附子12g，石菖蒲30g，僵蚕12g，胆南星9g，远志9g，天麻9g，全蝎6g，羌活12g，桃仁12g，甘草6g。

针刺：①选穴：四舌针、承浆、血海、膈俞、天突、通里。②操作：四舌针、通里用补法，余穴用泻法。

五、典型病例

病例1：桑某，男，58岁。2021年3月9日初诊。

主诉：语言不清5年。

现病史：5年前患者因脑梗死于外院就诊，出院后遗留言语不清，语速减慢，说话以单字为主，无呛咳、肢体活动障碍等，多次于外院进行中药、针刺治疗，症状无改善，故来诊。患者言语不清，语速慢，说话以单字为主，组词不能，二便正常；纳食可，夜寐安，舌淡暗，苔薄白，脉弦。

既往史：慢性胆囊炎病史20年，否认高血压、糖尿病、冠心病等其他病史。

西医诊断：脑梗死后遗症。

中医诊断：中风失语。

中医辨证：气虚血瘀证。

治法：益气活血，祛瘀通络。

处方：人参12g，天麻12g，半夏9g，胆南星9g，远志9g，石菖蒲30g，海浮石12g，三七6g，甘草6g。

针刺：四舌针、通里、足三里、气海、百会、血海、膈俞、中脘。

二诊：患者无明显变化。

三诊：患者言语不清好转，语速逐渐加快，可说简单词组和简短语句。

四诊：患者停止口服药，将上述治疗改为药灸治疗2次，语速恢复，但还是较正常人慢，可以进行短句交流。

在治疗方案的基础上加强语言训练，患者综合治疗2个月，病情基本恢复。

病例2：杨某，男，75岁。2019年10月23日初诊。

主诉：左侧肢体偏瘫，不能说话3个月。

现病史：患者于2019年5月出现头晕目眩、恶心呕吐、视物不清、左侧肢体偏瘫、语言障碍、昏迷，后在某医院抢救，CT示"多发性脑梗死"，通过溶栓等治疗好转出院；为进一步治疗，求治于我院。查体见血压150/90mmHg；左上肢肌力3级，肘、腕关节痉挛，拇指内收不能，持物困难，肌张力轻度增高；左下肢肌力4级，在家属的搀扶下走，呈偏瘫步态；心慌气短，语言障碍，能够发单音（只能说"好"一个字），不能组词，吐字不清，患者能够理解他人言语和书面文字；舌质暗，苔白，有齿痕，脉涩偶有结代。

既往史：高血压、高脂血症等病史。

西医诊断：脑卒中合并语言障碍。

中医诊断：暴喑。

中医辨证：气虚血瘀。

治法：化瘀解语。

处方：羚羊角粉3g，当归12g，生黄芪12g，羌活10g，防风10g，天麻15g，肉桂6g，川芎9g，甘草9g，石菖蒲30g，三七6g，地龙10g。

针刺：四舌针、通里、气海、足三里、三阴交、血海、四天庭。

艾灸：百会、风池、气海、绝骨、三阴交，用三角灸，每穴三壮，每周2次。

刺络放血：四天庭、百会、风池刺络放血，加拔火罐，每周1次。

语言康复训练：① 发音练习：治疗师指导患者通过照镜子检查自己的口腔动作是不是与语言治疗师做的口腔动作一样，模仿治疗师的发音，包括汉语拼音的声母、韵母和四声。② 单词练习：治疗师引导患者从最简单的数字、词、儿歌或歌曲开始，引导患者说话。治疗师说："这是一本书……"患者回答："书包。"以自动语言为线索，进行提问，口头表达，如治疗师说"男"，让患者接着说"女"；治疗师说"热"，患者接着说"冷"；治疗师说"跑"，患者接着说"跳"等。③ 复述单词：治疗师让患者将图片与对应的文字卡片相配，然后给患者出示一组卡片，并说几遍图中物品的名称，请患者一边看图写字，一边注意听，反复说10次，让患者看字卡或图卡后提问："这是什么？"以相互关联的单词集中练习，可增加效果。例如，烟、火柴、烟灰缸一组；桌子、椅子、书架一组等。

二诊：无明显变化。

三诊：无明显变化。

四诊：患者用手指着头部说好了，其他症状均无变化，舌边的齿痕减少，脉涩，血压 140/90mmHg。在上方的基础上加西洋参、薤白各 12g，四舌针改为刺络放血。

五诊：患者自己能走几步，用词错误或不能说出连贯的句子而呈电报式语言。上方不变；刺络放血加大椎并加火罐，针刺加神庭。

六诊：患者可以自己走进诊室，并且能叫出大夫的名字，断断续续地和医生交流。

治疗 3 个月，患者基本能组词，咬字欠清晰；休息一个月后继续治疗，在四舌针的基础上加通里，针刺头针语言区；继续治疗到四个月后生活自理，语言基本流利。

病例3：王某，男，59 岁。2022 年 10 月 15 日初诊。

主诉：言语不利 20 余天。

现病史：患者于 3 周前突发言语不利，表现为组词困难，语言障碍，可理解他人及被他人理解，无意识不清，无肢体无力，行颅脑核磁共振提示左侧半卵圆中心、侧脑室旁新发梗死灶，左侧颈内动脉末端、双侧大脑中动脉重度狭窄，诊断为脑梗死。在北京某医院神经科住院治疗 2 周，病情略有好转，但仍患有运动性失语，出院 1 周后寻求中医治疗，故来门诊求治。查体见血压 130/80mmHg（服降压药后），心率 78 次 / 分。患者言语謇涩，只能发单音，不能组词，舌强，倦怠乏力，心慌气短，腰酸腰痛，大便干结，食纳差；舌质暗淡，舌苔薄白，舌下络脉暗紫增粗，脉沉涩。

既往史：高血压、高脂血症、糖尿病等病史。

西医诊断：脑梗死后遗症。

中医诊断：中风后失语。

中医辨证：气虚血瘀，经络不通。

治法：益气活血，通经活络。

处方：《医林改错》补阳还五汤合《太平惠民和剂局方》四君子汤加减。黄芪 50g，当归 15g，地龙 10g，桃仁 10g，红花 10g，甘草 6g，石菖蒲 30g，生地黄 15g，生白术 20g，水蛭 3g，天麻 15g，三七粉 6g（冲服），丹参 12g，炒枳实 10g，夏枯草 10g，杜仲 10g。每日 1 剂，水煎分 2 次服。

针刺：四神聪透百会、四天庭、颈部华佗夹脊穴、通里、足三里、中脘、气海、关元、太溪、太冲、天枢、三阴交、血海、四舌针。穴位常规消毒，一般穴位采用 1.5 寸毫针刺；四舌针采用 3 寸毫针刺，每次根据辨证取穴，补泻并用，留针 30 分钟，每周 2 次。

刺络放血：取百会、风池、大椎、头皮语言区三棱针点刺拔罐放血，每周 1 次。

药膳：① 天麻 10g，石菖蒲 12g，代茶饮。② 川芎 6g，丹参 6g，煮猪舌头 1 个，每周 1 次。③ 葫芦 50g，莲子 10g，红小豆 30g，水煎服。④ 陈皮 12g，桔梗 12g，红枣 10g，水煎服。

二诊：初诊治疗结束后，患者自觉舌体僵硬明显减轻，能发出清晰的单音字。家属学会语言训练技术后，对患者进行家庭语言训练。

三诊：治疗后，患者舌体柔软活动自如，能发出清晰的短句。继续四舌针针刺，随症加减穴位针刺及刺络放血。

患者治疗 1 个多月，语言表达清楚，但欠流畅。效不更法，针法不变，随症调方连续服中药汤剂 1 个多月，针灸治疗 2 个多月，诸症悉平，复如常人。

第六章

脑卒中后认知障碍

一、概述

认知是人体大脑高级功能之一，从简单地对自己与环境的确定、感知、注意、学习、记忆、思维和语言等到执行复杂的功能。认知功能是由多个认知方面组成，主要包括记忆能力、计算能力、时间定向能力、空间定向能力、结构能力、执行能力、语言理解和表达及应用等方面。

脑卒中后认知障碍是指在脑卒中后6个月内出现达到认知障碍诊断标准的一系列综合征，卒中事件包括多发性脑梗死、关键部位梗死、脑出血等。脑卒中导致其中某个认知方面发生障碍，就称为该认知方面的障碍，如记忆障碍、计算障碍、定向障碍等；当上述认知域有2项或2项以上受累进而影响了正常活动时可定义为痴呆。据不完全统计，脑卒中后认知功能障碍的发生率可高达50%~75%，认知功能障碍不但影响患者的社会适应能力，而且影响其他功能的恢复，进而影响患者的全面康复，也给国家社会带来沉重负担。

本病属于中医学"痴呆""健忘""癫证"等范畴。

二、发病机制

1. 西医

脑卒中后认知功能障碍的发生机制复杂，传统观念认为，卒中后认知功能的下降与脑出血、脑梗死导致的脑组织损伤有关，大脑某些关键皮质部位受损，引起智力的下降。

脑卒中后认知障碍可能与多种发病机制有关。卒中后认知功能下降主要在于卒中后血管损伤引起神经退行性病变及破坏了皮质与皮质下环路；脑动脉狭窄或闭塞，致使脑组织灌注量减少，进而导致脑代谢率下降、思维过程缓慢、神经细胞兴奋性降低，认知功能下降；与心理功能相联系的大脑特定结构损害引起认知障碍，如帕佩兹（papez）回路、前额皮质和纹状体环路、海马与内侧颞叶等部位；在整个神经网络中，损害不仅破坏了其正常的环路，而且还破坏了原来建立的环路，据神经网络学说，多部位有病灶时，最先出现的认知功能障碍可能与神经网络依赖程度明显相关。脑卒中发生部位在与认知相关的脑区，直接引起认知功能改变；或脑卒中发生后，临床上脑卒中患者的大脑会受到不同部位不同程度的损伤，如脑出血患者脑部血管破裂，脑梗死患者脑部动脉出现硬化或血栓等，由于脑卒中患者大脑皮质结构受到损伤，使脑部长期处于缺血缺氧状态，导致脑细胞反复坏死，使脑卒中患者脑细胞减少，脑组织受损，动脉狭窄或闭塞，脑灌注减少，神经兴奋性降低，引起认知功能下降。

2. 中医

早在《黄帝内经》中就有"肾藏精，精舍志"和"肾盛怒而不止则伤志，志伤则喜忘其前言"的论述，阐述了"善忘"发生的根本在于肾中之精虚损，髓海不足。

本病以肾精亏虚为本，以痰浊、瘀血之实邪为标，其病位在脑，多因年老体虚，髓海不荣，毒损脑络，其中肾虚为本病发病之根本，瘀、痰、热、毒为本病发病之标。《类证治裁》载"脑为元神之府，精髓之海，实记忆所凭也"，明确指出健忘的病位在脑，脑为髓之海，脑髓靠肾中之精转化而来，肾虚导致髓海失养，脑髓空虚，病邪乘虚而入。

脑卒中多发于年老之人，肾气渐衰，阴精渐亏，精亏于下，不能上充于脑；髓海空虚，元神失明，神明失聪；脾气亏虚，易致痰阻脑络；七情失调，可使脑络发生瘀滞。基本病机为髓减脑消，神机失用。病位在脑，与心、肝、脾、肾功能失调密切相关。《本草纲目》曰："人之记忆，皆在脑中……老人健忘者，脑渐空也。"

三、分类

1. 记忆障碍

信息在脑内存放及提取的过程称为记忆，一般分为三种，分别是长时记忆、短时记忆和瞬时记忆。有效作用时间不超过 2 秒称为瞬时记忆，所接收到的信息无法构成真正的记忆。只有得到注意和复习的部分信息才能转入短时记忆中，短时记忆时间不超过 1 分钟。短时记忆中的信息经过系统化的学习，在脑内储存，进入长时记忆，可保持数分钟、数天，甚至一生。临床上记忆障碍的类型是根据长时记忆分类，有遗忘、记忆减退和记忆增强等不同表现。

（1）遗忘

遗忘是忘记过去的知识，或表现为错误的记忆。进行性遗忘、系统成分性遗忘、顺行性遗忘、逆行性遗忘、选择性遗忘和暂时性遗忘等为遗忘的几种具体表现。

①顺行性遗忘：指疾病发生以后一段时间内的事情无法进行回忆，有远期记忆，没有近期记忆；常见于阿尔茨海默病的早期、间脑综合征、严重的颅脑外伤等。

②逆行性遗忘：指过去发生的事不能被记起；常见于阿尔茨海默病的中晚期、脑震荡后遗症、癫痫发作后等。

（2）记忆减退

记忆减退是指识记、再认、回忆普遍减退，前期是回忆减弱，特别是对术语概念、专有名词等的回忆发生困难，之后为近期和远期记忆均减退；临床上常见于阿尔茨海默病、血管性痴呆等。

（3）记忆错误

①记忆恍惚：包括重演性记忆错误、似曾相识、旧事如新等；常见于颞叶癫痫、神经症、精神分裂症等。

②错构：指患者记忆有时间顺序上的问题，而患者不自知，并且认为自己所说正确；常见于围绝经期综合征、精神发育迟滞等。

③虚构：指患者将过去事实从未发生的事却认为发生过，患者不能自己纠正错误；常见于柯萨可夫综合征（Korsakoff syndrome），由乙醇中毒、感染性脑病、脑外伤等引起。

（4）记忆增强

记忆增强指对远事记忆的异常性增加，患者表现出对很久以前发生的事，又能重新回忆起来，甚至一些细微的情节都能详细回忆；多见于躁狂症、服用兴奋剂过量。

2. 视空间障碍

视空间障碍是指人因判断不出位置而出现的功能障碍，表现为停车时找不到车位，回家时因判断错误方向而迷路，铺桌布时无法使桌布与桌子对齐，无法将锅准确放在炉灶上；不能准确地临摹立体图，严重时连简单的平面图也无法画出；可有穿衣困难，衣服及裤子穿反，不能判断衣服的上下和左右等。

3. 执行功能障碍

执行功能是指确立计划、目标和执行计划等，从而进行有方向的活动的能力，是一个综合运用知识、信息的能力。

执行功能障碍与额叶–皮质下环路受损相关。执行功能障碍时，患者无法完成任何工作，不能进行自我调整，无法进行统筹安排。检查过程中，患者不能完成复杂的行为。执行功能障碍常见于路易体痴呆、帕金森病痴呆、阿尔茨海默病和额颞叶痴呆等。

4. 计算力障碍

计算力取决于患者自己的智商和数学能力，还有受教育程度。计算力障碍是指计算力减退，以前能做的简单计算无法正确做出。患者难以回答简单的算术问题，或者要经过很长的计算和反复地修改。平时，患者买菜购物不知道该付多少钱，该找回多少钱。随着病情的进展，患者甚至不能列出算式进行计算。计算障碍是优势半球顶叶，特别是角回损伤的表现。

5. 失语

见第五章第一节"语言功能障碍"。

6. 失用

失用是指在意识、语言及运动功能正常情况下，患者丧失完成有目的的复杂活动的能力。临床上，失用可大致分为以下几种。

（1）观念性失用（ideational apraxia）

双侧大脑半球受损会引起观念性失用。观念性失用是不能理解复杂的运动，所以不能对一组复杂精细的动作进行分解组合，使得所有动作的顺序混乱，目的不明确，无法正确完成整套动作。该类患者模仿动作一般没有问题。本症常由中毒、动脉硬化性脑病和帕金森综合征等导致大脑半球弥漫性病变的疾病引起。

（2）观念运动性失用（ideomotor apraxia）

优势半球顶叶受累会引起观念运动性失用。观念运动性失用是在正常状态下，患者可以用行动完成相关动作，可以描述相关动作的过程，但不能按照要求去完成这类动作，如向患者发出命令张嘴，患者不能完成动作，但给他香蕉会自然张嘴去咬。

（3）肢体运动性失用（melokinetic apraxia）

双侧或对侧皮质运动区受累会引起肢体运动性失用病。其主要表现为上肢远端无法做精细熟练的动作，模仿动作、执行口令及自发动作均受到影响，如患者没有办法去打字或绣花等。

（4）结构性失用（constructional apraxia）

非优势半球顶叶或顶枕联合区的受累会引发结构性失用。结构性失用是指对空间和动作有理解性的障碍，表现为患者展示包含有空间关系的模型有困难，不能将物体的各个部分连贯成一个整体。

（5）穿衣失用（dressing apraxia）

非优势侧顶叶受累会引起穿衣失用。穿衣失用是指失去了习惯而熟悉的穿衣操作能力，表现为患者穿衣时顺序完全颠倒，乱扣纽扣，不能分辨哪一条裤腿等。

7. 失认

患者无视觉、听觉和躯体感觉障碍，在意识正常情况下，对以往熟悉的事物不能识别为失认，临床上失认包括以下几种。

（1）视觉失认

枕叶的病变会引发视觉失认。患者能够看清周边的事物，但是不能识别、描述和命名以前看到的熟悉事物，而通过其他方式可以识别，如患者看到计算器时不知道它是什么，但通过手的触摸和应用时的声音就可辨认出是计算器。这种视觉性失认是由枕叶视觉中枢损害导致的，而不是由视力方面的问题导致的。视觉失认包括物体的失认，不能识别以前认识的事物；面容的失认，不能识别既往的熟悉的人；颜色的失认，不能识别最基础的颜色等。

（2）听觉失认

双侧颞上回中部及其听觉联络纤维的病变会引发听觉失认病。听觉失认指患者听力功能正常但却不能识别过去听过的声音，如以前能辨认出来的闹钟声、汽笛声、熟人的声音等。

（3）触觉失认

双侧顶叶角回及缘上回的受损能够引发触觉失认病变。触觉失认为实体觉的丧失，患者的位置觉和触觉出现问题，不能仅通过触觉辨别一些熟悉的物体，如食物、生活用品等，但通过其他感觉就可以识别。本症患者一般很少主动告知，临床医师如不仔细检查很难发现。

（4）体象障碍

非优势半球顶叶的病变会引发体象障碍。患者基本感觉功能正常，但对于身体空间位置的改变，以及其他部位之间的关系没有辨别能力。

临床表现：① 偏侧忽视：患者对病变对侧的事物注意不到，与自己无关。② 病觉缺失：患者对对侧肢体的偏瘫否认，即使向患者展示其偏瘫肢体，但患者仍不承认瘫痪。③ 手指失认：患者不能对自己的双手手指和名字进行辨认。④ 自体认识不能：患者认为对侧肢体不是自己的。⑤ 幻肢现象：患者认为自己的肢体已经不存在了，自己的手脚已消失，或感到自己多长出来了一个或数个，如认为自己有三条腿等。

四、影像学检查

1. CT 检查

CT 检查能够辅助功能障碍的检查。对于外伤、脑血管病的早期诊断及治疗有明确的指导意义。对于颅内感染等疾病，同时结合脑脊液检查，也可通过增强扫描判断是否存在感染；对于变性疾病，早期 CT 显示不明显，晚期一些部位可表现为不同程度的萎缩。

2. MRI 检查

MRI 的发展对于认知障碍的诊断有着相当大的积极作用。该技术可以清晰地了解到疾病的发生发展情况。对于中毒类疾病，MRI 检查可以在早期评估迟发性脑病发生的概率并判断病情的情况，也可以较早地发现神经变性疾病并指导治疗。

3. 单光子发射计算机断层和正电子发射计算机断层

未发生脑结构变化的疾病可以根据脑功能的变化反映出来，对于痴呆及肿瘤等，单光子发射计算机断层和正电子发射计算机断层有着重要的辅助诊断意义。

五、实验室检查

本病的实验室检查主要包括腰椎穿刺和脑脊液检查。无法判断的蛛网膜下腔出血可以通过脑脊液检查来判断是否存在，以及是否有感染、变性等。脑脊液中磷酸化微管相关蛋白（TAU 蛋白）和总 TAU 蛋白等测定对于阿尔茨海默病的早期诊断有一定的价值。

六、鉴别诊断

本病常与精神分裂症相鉴别。精神分裂症多在青壮年发病，临床上表现为思维、情感、行为等多方面障碍及精神活动不协调，患者一般意识清楚，智能基本正常。精神分裂症为精神疾病之一，发病一般为持续且慢性，心智功能如思考，以及对现实世界的感知能力受到严重影响，如行为及情感。另外，患者还有感觉减退和感觉过敏，出现错觉、幻觉，以及感知综合障碍、客观事物的个别属性如胖瘦等变形。

七、中医辨证论治

1. 髓海不足

临床表现：脑卒中后智能减退，记忆力、计算力、定向力（对周围环境、人物、地点、时间的认识能力）、判断力减退，神情呆钝，语不达意，或静而少言，头晕耳鸣，倦怠思卧，腰膝酸软，步行艰难，舌淡红，苔薄或少苔，脉沉细弱。

治法：补肾益髓，填精养神。

方药：补肾益脑汤加减。制首乌 6g，黄精 12g，山茱萸 12g，怀山药 30g，龟甲胶 15g（烊化），猪脊髓 15g，五味子 6g，补骨脂 10g，石菖蒲 10g，枸杞子 12g，女贞子 9g，川芎 10g，桑椹 10g。

针刺：① 选穴：四天庭、四神聪、百会、神门、智三针（神庭、双侧本神）、命门、肾俞、风池、三阴交。② 操作：命门、肾俞、智三针、三阴交用补法，四天庭、四神聪透百会及其他穴位平补平泻。

2. 肝肾亏虚

临床表现：脑卒中时间久者，神情呆钝，动作迟缓，语不达意，沉默少语，头晕目眩，耳鸣耳聋，腰膝酸软，形体消瘦，肌肤不荣，面红少泽，颧红盗汗，舌红，苔少或无苔，脉弦细或细数。

治法：滋补肝肾，安神定志。

方药：左归丸加减。熟地黄 15g，胡桃仁 12g，当归 9g，淮山药 15g，枸杞子 15g，补骨脂 9g，山茱萸 15g，菟丝子 15g，石菖蒲 10g，远志 10g，牡丹皮 10g，茯苓 15g，珍珠母 20g，龙骨 30g，牡蛎 30g。

针刺：① 选穴：四天庭、四神聪、百会、肝俞、肾俞、足三里、太溪、太冲、内关、神门。② 操作：肾俞、足三里、太溪，施捻转补法，其余穴位用泻法。

3. 脾肾两虚

临床表现：神情呆钝，沉默寡言，倦怠乏力，记忆减退，失认、失算，词不达意，肌肉萎缩，食少纳呆，口涎外溢，腰膝酸软，或四肢不温，面色苍白，食欲不振，或完谷不化，腹痛喜按，泄泻，舌淡，舌体胖大，苔白或滑，脉沉细弱。

治法：补肾健脾，益气温阳。

方药：还少丹加减。熟地黄 15g，肉桂 6g，枸杞子 15g，山茱萸 15g，巴戟天 15g，怀山药 15g，泽泻 10g，牡丹皮 10g，茯苓 15g，肉苁蓉 15g，白术 10g，怀牛膝 6g，砂仁 6g，五味子 12g，石菖蒲 10g。

针刺：① 选穴：四天庭、四神聪、百会、脾俞、肾俞、中脘、气海、涌泉、足三里、三阴交、太溪。② 操作：脾俞、肾俞、足三里、太溪、气海用补法，其余穴位用泻法；四神聪透百会。

4. 痰浊蒙窍

临床表现：神情呆钝，智力衰退，喃喃自语，或言语颠倒，或静而少言，精神抑郁，倦怠思卧，口多涎沫，头重如裹，脘闷腹胀，多痰涎，面白少华，或终日无语，不思饮食，舌淡，苔白腻，脉滑。

治法：健脾化浊，豁痰开窍。

方药：涤痰汤加减。党参 10g，白术 10g，苍术 12g，茯苓 15g，法半夏 10g，胆南星 10g，竹茹 10g，石菖蒲 10g，广郁金 12g，远志 10g，生甘草 6g，浙贝母 10g，砂仁 6g，百合 12g。

针刺：① 选穴：四天庭、四神聪、百会、神庭、中脘、足三里、丰隆、通里。② 操作：四天庭、四神聪透百会用平补平泻法，丰隆用泻法强刺激，其余穴位用泻法。

5. 瘀血内阻

临床表现：表情迟钝，言语不利，善忘，易惊恐，或思维异常，强哭强笑，沉默少言，行为古怪，伴肌肤甲错，头痛胸闷，口干不欲饮，双目呆滞。

治法：活血化瘀，醒脑开窍。

方药：通窍活血汤加减。当归 10g，桃仁 10g，红花 10g，川芎 10g，赤芍 10g，丹参 15g，石菖蒲 10g，远志 10g，地龙 10g，鸡血藤 30g，三七 6g，益母草 10g。

针刺：① 选穴：四天庭、四神聪、百会、智三针、血海、足三里、风池、后溪、太溪、三阴交。② 操作：四神聪透百会、四天庭用平补平泻法，足三里、太溪、三阴交用补法，其余穴位用泻法。

6. 心火亢盛

临床表现：神情紧张，善忘，言语错乱，强哭强笑，躁动不安，心悸胸闷，面红目赤，口咽干燥，少寐多梦，大便干燥，小便短赤，舌红尖赤，苔黄，脉弦数。

治法：清热泻火。

方药：泻心汤合黄连解毒汤加减。黄连 10g，黄芩 10g，黄柏 10g，大黄 6g，生山栀 10g，知母 10g，生龙齿 15g（先下），首乌藤 30g，石菖蒲 10g，炙远志 10g，广郁金 12g，生地黄 30g，淡竹叶 10g，丹参 15g。

针刺：① 选穴：四天庭、四神聪、百会、神庭、郄门、内关、行间、内庭、通里。② 操作：四天庭、四神聪透百会、本神、神庭用平补平泻法，其余穴位用泻法。

八、单方验方

1. 羊脑粥

羊脑 60g，葱白 3 根，生姜 3 片，莲米 10g（研细）；羊脑洗净，加水煎汤，以汤代水，与莲米共煮粥，待熟时调入细盐、葱白、生姜，早、晚温热服食；可补肾填精，聪脑安神，壮骨生髓。

2. 首乌胡桃仁枸杞粥

胡桃仁、何首乌、天麻、枸杞子各 6g，调味品适量；锅中放清水，入天麻、胡桃仁、何首乌、枸杞子，文火炖沸后，温热服食；可养血补肾，育阴填精；适用于心悸、失眠、痴呆、健忘等。

3. 黄精炖鸽子

桑椹 15g，黄精 30g，鸽子 1 只；将鸽子宰杀后，去毛和内脏，洗净，与桑椹、黄精同放入碗内，加适量沸水，隔水炖熟，调味后饮汤食肉；适用于老年人记忆力减退。

九、脑卒中后认知障碍的评估与治疗

脑血管病是目前我国常见病、多发病，并且为致残率和病死率均较高的疾病之一。病变后，除在肢体方面给患者造成困难和障碍外，多伴有认知功能障碍。随着现代医学的发展，脑卒中存活率明显提高，但脑卒中后认知功能障碍严重影响患者躯体、行为和情绪等多方面的康复，进而对患者日常生活能力、躯体功能及全面康复带来严重的影响，有时认知功能方面的影响超过躯体功能障碍本身的影响。这也严重影响患者的生活和工作，给家庭和社会带来沉重负担。因此，在临床及科研工作中应该提高对脑卒中后认知功能障碍的康复方面的研究。

1. 脑卒中后认知障碍的相关影响因素

脑卒中后认知功能障碍与多种因素有关，可以分为不可干预因素与可干预因素。

（1）不可干预因素

年龄是影响脑功能减退的重要因素，与年龄有关的认知障碍主要反映在记忆力、学习能力、语言表达能力等。近年来，流行病学调查显示，年龄是影响认知功能障碍发病的主要因素。

（2）可干预因素

在临床实践中，有些疾病既是脑血管病的危险因素，其本身又可引起认知损害，如高血压、高脂血症、糖尿病等是此种类型的疾病。收缩压升高是认知功能减退的危险因素，血压过高或过低都可导致认知功能损害。糖尿病是痴呆的独立危险因素，特别是血管性痴呆。一项大样本的队列研究证实，高胆固醇血症与老年期痴呆的患病呈正相关。研究报道吸烟会增加卒中风险，并与认知功能障碍及其后的痴呆相关。白天过度睡眠亦可引起认知功能减退。低等教育与认知功能减退关系密切。卒中后认知功能障碍与多种因素有关但多数因素仍存在争议。

脑卒中后认知障碍主要是指卒中后患者认知功能下降。具体表述为在卒中这一临床事件后 6 个月内出现达到认知障碍诊断标准的一系列综合征，强调了卒中与认知障碍之间潜在的因果关系及两者之间临床管理的相关性，包括了多发性梗死、关键部位梗死、皮质下缺血性梗死和脑出血等卒中事件引起的认知障碍，同时也包括脑退行性病变如阿尔茨海默病（Alzheimer's disease，AD）在卒中后 6 个月内进展引起认知障碍。它包括了从卒中后认知障碍非痴呆（post-stroke cognitive impairment no dementia，PSCIND）至卒中后痴呆（post-stroke dementia，PSD）的不同程度的认知障碍。既往研究多集中在 PSD，然而，国际上新的观点和热点开始关注和识别认知损害程度尚未达到痴呆程度的早期卒中后认知障碍，更有助于实现症状的早期干预和改善预后。

2. 脑卒中后认知障碍的康复评估

目前脑卒中后认知障碍评估常用的方法主要有神经心理学量表、神经心理学检查、神经电生理检查、病理生理学检查及神经功能影像学检查等方面。其中临床神经心理学检查是目前诊断和评定认知障碍有效且常用的方法。随着神经心理学的发展和对认知障碍的认识，用于认知功能评定的各种量表也迅速发展起来，近年来临床应用也越来越多。

（1）神经心理学量表评估

临床上多以整体认知筛查量表作为初步筛查，如简易精神状态检查量表（mini-mental state examination，MMSE）、蒙特利尔认知评估量表（Montreal cognition assessment，MoCA）、洛文斯顿作业疗法认知评定成套测验量表（Loewenstein occupational therapy cognitive assessment，LOTCA）、神经行为认知状态测试（neurobehavioral cognitive status examination，NCSE）等。其中 MMSE 耗时较短，但所涵盖的认知域较少；MoCA 量表和 LOTCA 量表所涵盖的认知域较全面，但耗时较长，且患者需要一定的文化水平；也有研究提出 5 分钟神经心理学方案评价急性缺血性脑卒中的认知功能，这可能是一种早期识别高危人群的有效筛查方法。

蒙特利尔认知评估量表是由纳斯里丁（Nasreddine）等经过临床研究并经试验证实，用于快速筛查包括轻度认知功能损害的评定工具。目前已试用于多种认知功能障碍相关疾病的评估，对于鉴别卒中后轻度认知障碍和痴呆也有一定的辅助价值。

（2）功能影像评估

MRI 可根据脑部神经元活动时的血流动力学改变，确定反应区域，来定位脑功能区。一项基于 MRI 对大脑皮质和皮质下灰质的认知能力进行定位的研究显示，不同的认知测试与不同但重叠的大脑区域（主要在左半球）灰质密度显著相关；与总体认知显著相关的体素分布于左侧杏仁核、海马、顶叶、颞上叶、岛叶和后颞叶等区域；皮层下形状分析主要在尾状核、壳核、丘脑腹侧部和伏隔核的头部和尾部，左右半球分布更均匀，在尾状核内，观察到正（头）和负（尾）联系都与总体认知有关。功能近红外光谱（functional near-infrared spectroscopy，fNIRS）也是研究脑认知功能的新技术。

3. 脑卒中后认知障碍的认知训练方法

认知康复训练内容：① 利用删除作业训练患者注意力。② 利用日期和地点训练患者时间和地点的定向能力。③ 利用拼凑图案、画图训练半侧空间失认和结构性失用。④ 记忆训练：PQRSTP。P（preview，预习），预习或浏览要记住段落的内容；Q（question，问题），向自己提问该段落的目的或意义；R（read，阅读），仔细阅读材料；S（state，陈述），用自己的话陈述从段落中得到的信息；T（test，测试），用回答问题的方式来自我检验。⑤ 利用数字游戏或作业等综合练习训练计算力。⑥ 按语言与交流障碍的不同类型进行针对性训练。

（1）注意力训练

治疗师通过病历查询及家属沟通了解患者的兴趣爱好，设计符合患者兴趣的活动、游戏，如认识麻将牌、听音乐寻数字等，以提升其注意力，可把一些事情编成顺口溜，让他们记忆背诵，如扫地、擦桌子、整理床铺、织毛衣等，争取改善被损害的功能，维持与发展残存的功能，以帮助患者扩大思维和增强记忆力。在训练过程中，治疗师适当给予患者奖励，增强其积极性。

（2）记忆力训练

对于以记忆力障碍为主的患者，康复治疗的总体目标应当是逐渐增加或延长刺激与回忆的间隔时间，最终使患者经过相对较长的时间后仍能记住应当进行的特定作业或活动，提高日常生活活动能力的独立程度。治疗师在制订治疗方案时指导患者采用方位法、联想法、分段法等记忆方法进行图片记忆、短文重述、数字倒背、词语配对，也可利用玩扑克牌、下棋、玩智力拼图、练书法等进行训练；根据患者的具体情况，运用提示板、日记本、清单、标签等工具进行记忆代偿训练；训练时缓慢提问，耐心候答，采用从简单到复杂、部分到全部的方式开展。

（3）计算力及书写训练

治疗师可以设计与日常生活相关的数学问题，指导患者进行计算，根据患者情况调整问题难度；指导患者抄写、听写其感兴趣的文字、写毛笔字等，完成后给予鼓励。

（4）空间定位障碍的康复训练

① 治疗师在患者面前任意摆放四块正方形纸板或塑料板，让患者将这些正方形纸板或塑料板横向平行、纵向垂直排列或呈对角线排列。也可将图形改为三角形后用同样的方法进行训练。② 治疗师将内容相同的几张图卡摆成一行，将其中一张上下方位颠倒，要求患者找出这张与其他卡片的不同，并恢复成与其他卡片一样的位置。如果找错了，应和患者一起讨论错误所在及错误的原因。③ 治疗师让患者练习将一块积木分别放在另一块积木的上方、前方、后方、左侧和右侧。如果患者不能按要求正确地摆放，要和患者一起讨论错误所在及错误的原因。④ 治疗师训练患者根据指示进行自身定位，如令患者"坐到我旁边""走到桌子后面""踩在这条线上"。为了提高患者确定自己在空间中的定位能力，可让患者在容易进去却不容易出来的迷宫里进行训练，也可在训练室里设计一个由家具摆成的迷宫，让患者在其中感受定位变化。

（5）物体分类及识别康复训练

治疗师采用各种复制作业，用实物复制时，从简单图案到复杂图案，从实物复制到照片、图画复制，从复制平面图到复制立体图，让患者根据物品共性予以分类，若患者遇到困难可给予一定提示，训练刚开始时物品数量及种类不宜过多，可根据患者完成情况调整难度。

（6）思维能力训练

思维能力训练，包括对不同概念的理解和定义，患者需学会对不同物种进行分类，如食品（胡萝卜、青椒、鸡蛋、土豆、香肠、面包等）、家具（写字台、沙发、书柜、茶几、椅子等）的分类；学会从一般到特殊推理，能够举出各种类别并推出具体实例；学会找出不同事件之间的关联等。

（7）失认症、失用症训练

治疗师对失认症患者进行反复的物品颜色、形状辨别训练，对失用症患者进行反复的物体使用及认识训练。

（8）知觉技能训练、知觉障碍训练

知觉障碍包括错觉、幻觉、感知综合障碍等，知觉障碍训练较为复杂，且效果微弱。常见知觉障碍训练有躯体感觉认知、图形指认、故事图片排序等。治疗师让患者反复练习从一个地点走到另一个地点，如口头提示患者从作业疗法科走到运动疗法科，从病房走到作业疗法科等。路线的设计与安排要从简短逐渐过渡到曲折复杂，常用的、重要的路线要反复练习。患者需用地图从病房走到指定地点，并通过死记硬背的方法来记住置身环境的特征。治疗师嘱咐患者不要独自外出，引导患者到达目的地而不迷失方向。最终患者可能记住了常走的路线，不再依赖提示。也让患者学习辨认卧室和厕所，家属要经常和他们一起强化其回忆和记忆。患者如果能坚持长久地循序渐进地训练，会有成功的可能。

（9）计算机认知康复训练

多媒体技术提供多种鲜艳夺目、更具吸引力的刺激方式，有助于集中患者的注意力，提高患者参与康复治疗的积极性和兴趣，从而进一步改善患者认知功能，进而提高训练疗效。研究表明，康复治疗既可提高患者的肢体活动能力和生活自理水平，还能缓解抑郁情绪，有效调整心理状态，从而改善其认知功能。

脑卒中患者认知功能障碍，严重影响患者运动功能恢复及日常生活能力的提高。计算机辅助认知训练具有丰富的视、听、触等多种感觉刺激，其直观、规范的训练方法广泛应用于脑卒中。计算机辅助工作记忆训练相比人工训练，可更明显改善患者的 MoCA 评分。另外，团体治疗因其"一对多"的经济性和有效性被提倡，作业治疗师通过团体治疗模式的实践，可改善目标人群的认知能力。

4. 脑卒中后认知障碍的运动疗法

躯体训练、有氧运动能有效改善认知障碍患者的认知功能，提升注意力、信息处理速度、决策功能和记忆力。研究指出将有氧运动联合抗阻训练对改善认知功能的作用显著大于各自单独训练的效果。运动可促进大脑细胞因子的表达，提供一个良好的环境，将运动与刺激神经元再生相结合，可缓解 β 淀粉样蛋白沉积，改善 AD 小鼠的认知功能。

常用运动疗法包括以下几种。

（1）有氧运动

患者在条件允许的情况下，进行 30 分钟左右的步行活动，或者游泳，或者蹬车活动等；还可以在医生或者家属的指导下练习有氧健身操（如八段锦、太极拳、广场舞、投球、羽毛球），不仅可以增强体质，还可以有效改善认知功能。

（2）阻力训练

治疗师指导患者利用自身体重做一些抗阻力活动，或者利用弹力带、沙袋、哑铃进行低负荷的阻力训练；每组建议 6~8 次，每次 2~3 组，组间休息 1 分钟，隔天练习 1 次。

（3）平衡训练

治疗师可以指导患者通过重心转移、左右跨步、单腿站立等方式进行平衡练习，提高其平衡能力，辅助改善患者的认知能力。

（4）柔韧性训练

在每次活动后，治疗师要指导患者进行相应部位肌肉的拉伸练习，以改善患者的肌肉弹性、防止运动拉伤，可以拉伸斜方肌、三角肌、胸大肌、背阔肌、股四头肌、腘绳肌及小腿三头肌等。

患者在运动过程中要循序渐进、由简到难，避免在运动过程中操之过急导致运动损伤。运动要持之以恒，只有坚持得久了，才可以起到一定的效果。

十、典型病例

病例 1：张某，男，62 岁。2021 年 2 月 20 日初诊。

主诉：记忆力下降，幻觉 1 年。

现病史：患者 3 年前患脑血栓，左侧肢体运动功能及感觉轻度障碍，1 年前开始出现记忆力明显减退，事情记得不清楚。查体见血压 140/90mmHg，心率 78 次 / 分，律齐，左上肢肌力 4 级，左下肢肌力 5 级。神情呆钝，喃喃自语，或语言颠倒，或静而少言，精神抑郁，或强哭强笑，倦怠思卧，口多涎沫，脘闷腹胀，面白无华，或终日无语，舌暗，苔白腻，脉滑。头颅 CT 示"脑萎缩"。

西医诊断：脑血栓后遗症。

中医诊断：中风，健忘。

中医辨证：痰浊阻络。

治法：健脾化痰，活血开窍。

处方：涤痰汤合补阳还五汤加减。党参 10g，白术 10g，茯苓 15g，法半夏 10g，胆南星 10g，竹茹 10g，石菖蒲 10g，广郁金 12g，远志 10g，当归 15g，川芎 9g，地龙 9g。水煎服，10 剂。每日 1 剂，每日 2 次。

针刺：① 选穴：四神聪、百会、四天庭、智三针、中脘、足三里、丰隆、脾俞、手三里、曲池。② 操作：四神聪透百会、四天庭、中脘、足三里、脾俞用补法，其余穴位用泻法。留针 30 分钟，每日 1 次，10 次为 1 个疗程。

治疗 3 个月后，查体见患者血压 135/85mmHg，心率 78 次 / 分，无杂音，意识清楚，反应稍慢，肢体功能均有明显好转，记忆力提高，幻觉有时还会出现，能主动和人打招呼，要求看电视，说话增多，能讲述一些历史事件，并能与人交谈。

病例 2：华某，男，70 岁。2021 年 11 月 30 日初诊。

主诉：智力减退 5 年余。

现病史：家属代诉患者 5 年前确诊脑血栓，左侧肢体感觉功能差，双下肢无力，步态不稳；逐渐记忆减退，语言减少，语不达意，活动减少，逐渐不出门；喜欢一个人在家，脾气急躁，爱独处。患者神情呆钝，喃喃自语，或语言颠倒，或静而少言，精神抑郁，或强哭强笑，倦怠思卧，口多涎沫，看电视则看不懂剧情，整天打盹，无法与人交谈，终日无语，眼睛发干；近日发展到定向力差，出门后找不到家；计算力差，10 以内的加减法 10 道题，仅做对 1~3 道题；偶有头晕，纳可，夜寐欠安，眼睛干痒，夜尿增多，每夜 2~3 次，大便次数每天 2 次左右，脘闷，面白少华，舌红，苔白，脉沉涩。查体见血压 140/90mmHg，心率 78 次 / 分，律齐。头颅 CT 示"脑萎缩"。

既往史：糖尿病，高脂血症，高血压病史；阑尾手术史；煤气中毒史。

西医诊断：认知障碍。

中医诊断：痴呆。

中医辨证：肝肾阴虚，脑失所养。

治法：醒脑开窍，滋补肝肾。

处方：当归 15g，天麻 15g，党参 40g，黑芝麻 15g，黑豆 12g，桑椹 30g，炒白术 10g，三七 6g，瓜蒌 10g，茺蔚子 6g，甘草 6g，地龙 10g，炒菟丝子 10g。7 剂，水煎服。

针刺：四天庭、四神聪透百会、颈部华佗夹脊穴、智三针、风池、肾俞、肝俞、委中、三阴交、太溪、太冲。

二诊：12 月 7 日，患者眼睛干痒好转，其他症状未有变化，舌红苔少，脉沉数。

三诊：12 月 18 日，患者脾气有所改善，生气次数减少，能和老伴交流，但还是说话不多，独处减少，愿意与人交流，反应速度好转，舌红苔少，脉沉数。

四诊至六诊：患者愿意与人交流，言语增多，反应速度好转，记忆好转，自己想出门和同事聚会，大便次数减少，现每日 1 次，舌淡红苔少，脉沉细。

七诊至九诊：略。

十诊：患者与人交流次数增多，到公园活动，反应速度好转，行动缓慢。

第七章

脑卒中后抑郁症

一、概述

脑卒中后抑郁症是指在脑卒中发生后，患者会出现的一系列抑郁症状和相应躯体症状的综合征，是脑卒中后常见的并发症之一。如及时治疗，患者可以获得良好的预后，如未及时发现和治疗，将影响卒中后患者神经功能的恢复、患者的认知水平，以及患者回归社会的能力。最新的流行病学资料显示，在卒中后急性期（<1 个月）、中期（1~6 个月）和恢复期（>6 个月），发生率分别为 33%、33% 和 34%，在卒中后 5 年内的综合发生率为 31%。卒中后抑郁可以表现出卒中症状以外的一系列以情绪低落、兴趣缺失为主要特征的情感障碍综合征，常伴有躯体症状。

本病属于中医学"郁症""百合病"等范畴。

二、发病机制

西医认为在恢复期，患者会出现各种导致其心境低落的因素，如脑内因素、生活因素、医疗因素等，进而出现抑郁症状。因脑梗死、脑出血后，脑组织受到创伤，患者脑内神经递质紊乱，卒中后患者出现偏瘫、失语、认知功能障碍等后遗症，导致生活自理能力下降，引起脑卒中后抑郁症。

中医认为脑卒中后抑郁症的病因病机是以气机郁滞为先，影响到心、肾、肝、脾等脏，并由此出现痰凝、血瘀、气血亏虚等病理变化。《类证治裁》记载："七情内起之郁，始而伤气，继必及血，终乃成劳。"患者卒中后思虑过度，伤及肝脾，致气机不畅，运化失调，痰湿内生，脉络不通，心神失养。故本病属于虚实夹杂，虚为本，郁为标。

三、临床表现

患者总是感到闷闷不乐，甚至痛苦，兴趣及愉快感减退或丧失；精力减退、容易疲劳，绝大部分时间都感到生活枯燥无味、度日如年；会觉得人活在世上没有什么意义，甚至生不如死；严重者有自伤、自杀的倾向；夜晚入睡困难、多梦易醒、出现不明原因疼痛，可伴莫名的紧张不安、焦虑等；自我评价降低，自责、自罪，注意力下降等。

脑卒中后抑郁症较非抑郁的患者日常生活能力显著下降，表现出更严重的残疾程度，也会加重患者认知功能的损害。

四、鉴别诊断

1. 神经衰弱

神经衰弱的临床表现是以兴奋与易疲乏为特征，抑郁症状不是首发症状，而是继发症状，很少有兴趣减退、轻生观念、自我评价过低等表现。

2. 精神分裂症

精神分裂症不仅会出现抑郁症状，还常出现特殊的思维障碍，如幻觉和妄想。

3. 焦虑症

焦虑症以焦虑症状为主。

五、中医辨证论治

1. 肝气郁结

临床表现：脑卒中后在恢复期出现精神抑郁，多愁善感，悲观厌世，情绪不稳，唉声叹气，两胁胀满，腹胀、腹泻，身倦，纳呆，舌淡红，苔薄白，脉弦细。

治法：疏肝理气。

方药：柴胡疏肝散加减。炒白术 10g，炙甘草 6g，郁金 10g，炒枳实 6g，柴胡 12g，白芍 15g，陈皮 10g，石菖蒲 24g，远志 10g，百合 30g。

针刺：① 选穴：智三针、百会、印堂、大陵、水沟、间使、后溪、太冲、肝俞、三阴交、膻中、大敦、风池、合谷。② 操作：水沟、间使、太冲用泻法，肝俞、三阴交用补法，余穴平补平泻。

2. 气滞血瘀

临床表现：中风偏瘫，情绪抑郁，心情烦躁，思维联想缓慢，运动迟缓，面色晦暗，胁肋胀痛，女子闭经，舌紫暗或有瘀点，苔白，脉沉弦。

治法：活血化瘀。

方药：血府逐瘀汤加减。桃仁 10g，红花 12g，当归 9g，赤芍 9g，牛膝 10g，生地黄 10g，枳实 9g，柴胡 12g，郁金 15g，青皮 10g，山楂 15g，三七 6g，丹参 10g。

针刺：① 选穴：百会、印堂、大陵、间使、期门、太冲、肝俞、三阴交、膻中、膈俞。② 操作：肝俞、三阴交、膻中、膈俞用泻法，余穴平补平泻。

3. 痰气郁结

临床表现：中风偏瘫久治不愈，精神抑郁，胸部满闷，咽中似有物梗阻，咯之不出，咽之不下，苔白腻，脉弦滑。

治法：理气化痰。

方药：半夏厚朴汤加减。半夏、厚朴各 10g，茯苓、生姜、天麻各 15g，三七、紫苏梗各 30g，砂仁、夏枯草、鸡内金各 12g。

针刺：① 选穴：四神聪、百会、印堂、大陵、水沟、间使、丰隆、曲池、脾俞、天枢、足三里。② 操作：脾俞、足三里用补法，间使、丰隆、曲池用泻法，余穴平补平泻；四神聪透百会。

4. 久郁伤神

临床表现：中风半年以上，精神恍惚，烦躁不安，悲忧善哭，疲乏无力，喜怒无常，舌淡，苔薄白。

治法：养心安神。

方药：加味甘麦大枣汤加减。炙甘草 10g，浮小麦 30g，大枣 3 枚，香附、柴胡、郁金各 15g；失眠加合欢皮、柏子仁、酸枣仁、远志。

针刺：① 选穴：智三针、印堂、大陵、水沟、间使、隐白、太冲、上星、肝俞、脾俞、三阴交、足三里。② 操作：隐白、脾俞、三阴交、足三里用补法，余穴用泻法。

六、其他疗法

1. 耳穴疗法

选穴：心、神门、交感、皮质下、脑、肝、脾、肾。

操作：用王不留行籽贴压耳穴，左、右耳交替使用，每周治疗 2 次，10天为 1 个疗程。

2. 走罐疗法

从大椎穴开始，向下沿督脉至尾骶部走罐，上下推拉数次后，推拉旋转移至背俞穴，依次沿垂直方向上下推拉，以走罐部位皮肤充血，颜色变为紫红色，尤以局部出现紫色血瘀为最佳；每周治疗 3 次，3 周为 1 个疗程。

3. 单方验方

（1）灵芝 12g，玫瑰花 10g，代茶饮。

（2）野菊花晒干，装入枕头，将其枕在头下，有一股清香味，使人感到舒适，有清头明目、镇静安眠的效果。

（3）百合 15g，合欢皮 10g，水煎服，每日 1 次。

（4）百合 10g，陈皮 12g，开水泡，代茶饮。

（5）石菖蒲 30g，益智仁 12g，水煎服。

七、脑卒中后抑郁症的评估与康复治疗

对于脑卒中后抑郁症很多人都缺乏认识，觉得"卒中患者毕竟生病了，有点不开心也是正常，过一段时间自然就好了"，其实不然，卒中后抑郁的患者症状多不典型，容易被误认为是普通的情绪不良。卒中后抑郁本质上是抑郁症的一种特殊类型，因此，了解卒中后抑郁首先要从抑郁说起。

1. 脑卒中后抑郁症的评估

首先是抑郁症的评估，临床上常用"90 秒四问题提问法"（表 15）或汉密尔顿抑郁评分量表（表 16）来初步筛查可疑的脑卒中后抑郁。

表 15　90 秒四问题提问法

问题	阳性
过去几周（或几个月）是否感到无精打采、伤感，或对生活的乐趣减少了？	是
除不开心外，是否比平时更悲观或想哭？	是
经常有早醒吗（事实上并不需要那么早醒来）？	是（每月超过 1 次为阳性）
近来是否经常想到或者觉得没意思？	经常或是

注：90 秒四问题提问法使用说明，如果回答均为阳性，则需要进一步的量表评估。

脑卒中中医治疗与康复训练

表 16　汉密尔顿抑郁评分量表

项目	评分标准	分数
1. 抑郁情绪	① 无	0
	② 只在问到时才叙述	1
	③ 在访谈中自发地表达	2
	④ 不用言语也可从表情、姿势、声音或欲哭中流露出这种情绪	3
	⑤ 患者的自发言语和非语言表达（表情、动作）几乎完全表现为这种情绪	4
2. 有罪感	① 无	0
	② 责备自己，感到自己连累他人	1
	③ 认为自己犯了罪，或反复思考以往的过失和错误	2
	④ 认为目前的疾病，是对自己错误的惩罚，或有罪恶妄想	3
	⑤ 罪恶妄想伴有指责或威胁性幻觉	4
3. 自杀	① 无	0
	② 觉得活着没有意义	1
	③ 希望自己已经死去，或常想到与死亡有关的事	2
	④ 消极观念（自杀念头）	3
	⑤ 有自杀行为	4
4. 入睡困难：初段失眠	① 无	0
	② 主诉有入睡困难，上床半小时后仍不能入睡（要注意患者平时入睡的时间）	1
	③ 主诉每晚均有入睡困难	2
5. 睡眠不深：中度失眠	① 无	0
	② 睡眠浅，多噩梦	1
	③ 半夜（晚12点钟以前）曾醒来（不包括上厕所）	2
6. 早醒：末段睡眠	① 无	0
	② 有早醒，比平时早醒1小时，但能重新入睡（应排除平时的习惯）	1
	③ 早醒后无法重新入睡	2
7. 工作和兴趣	① 无异常	0
	② 提问时才诉述	1
	③ 自发地直接或间接表达对活动、工作或学习失去兴趣，如感到无精打采，犹豫不决，不能坚持或强迫自己去工作或活动	2
	④ 活动时间减少或成效下降，住院患者每天参加病房劳动或娱乐的时间不满3小时	3
	⑤ 因目前的疾病而停止工作，住院者不参加任何活动或没有他人帮助便不能完成病室日常事务（注意不能因住院就打4分）	4

项目	评分标准	分数
8. 阻滞：指思想和言语缓慢，注意力难以集中，主动性减退	① 无	0
	② 精神检查中发现轻度阻滞	1
	③ 精神检查发现明显阻滞	2
	④ 精神检查进行困难	3
	⑤ 完全不能回答问题（木僵）	4
9. 激越	① 无	0
	② 检查时有些心神不宁	1
	③ 明显心神不宁或小动作多	2
	④ 不能静坐，检查中起立	3
	⑤ 搓手、咬手指、扯头发、咬嘴唇	4
10. 精神性焦虑	① 无	0
	② 问时诉述	1
	③ 自发地表达	2
	④ 表情和言语流露出明显忧虑	3
	⑤ 明显惊恐	4
11. 躯体性焦虑：指焦虑的生理症状，包括口干、腹胀、腹泻、呃逆、腹绞痛、心悸、头痛、过度换气和叹气，以及尿频和出汗	① 无	0
	② 轻度	1
	③ 中度，有肯定的上述症状	2
	④ 重度，上述症状严重，影响生活或需要处理	3
	⑤ 严重影响生活和活动	4
12. 胃肠道症状	① 无	0
	② 食欲减退，但不需他人鼓励便自行进食	1
	③ 进食需他人催促或请求和需要服用泻药或助消化药	2
13. 全身症状	① 无	0
	② 四肢、背部或颈部有沉重感，背痛、头痛、肌肉疼痛，全身乏力或疲倦	1
	③ 症状明显	2
14. 性症状：指性欲减退，月经紊乱等	① 无症状，或不能肯定，或该项对被评者不适合	0
	② 轻度	1
	③ 重度	2

续表

项目	评分标准	分数
15. 疑病	① 无	0
	② 对身体过分关注	1
	③ 反复考虑健康问题	2
	④ 有疑病妄想	3
	⑤ 伴有幻觉的疑病妄想	4
16. 体重减轻	① 无	0
	② 按病史评定：	1
	a. 患者诉述可能有体重减轻	
	b. 肯定体重减轻	
	③ 按体重记录评定：	2
	a. 1 周内体重减轻超过 0.5kg	
	b. 1 周内体重减轻超过 1kg	
17. 自知力	① 知道自己有病，表现为忧郁	0
	② 知道自己有病，但归咎于伙食太差、环境问题、工作过忙，病毒感染或需要休息	1
	③ 完全否认有病	2

汉密尔顿抑郁评分量表大部分项目采用 0~4 分的 5 级评分法，各级的标准为 0 表示无、1 表示轻度、2 表示中度、3 表示重度、4 表示极重度。少数项目采用 0~2 分的 3 级评分法，其分级的标准为 0 表示无、1 表示轻度至中度、2 表示重度。

评分标准：总分 <7 分为正常；总分在 7~17 分为可能有抑郁症；总分在 17~24 分为肯定有抑郁症；总分>24 分为严重抑郁症。

2. 脑卒中后抑郁症的康复治疗

（1）心理治疗

心理治疗，主要包括认知行为治疗、支持性心理治疗、团体心理治疗。认知行为治疗是通过改变患者思维方式、信念或行为的方法来改变不良认知，从而起到消除不良情绪和行为作用的一种心理治疗方法，目前被广泛应用于各种类型的抑郁症、失眠症等精神疾病等，该方法对疾病的延缓和预后有重要帮助。心理治疗师通过运用认知行为治疗技术与患者进行交流，从而找出导致卒中患者产生焦虑和抑郁情绪的心理因素，如患病后担心疾病会导致残疾而产生焦虑抑郁情绪，其不合理信念是卒中患者一定会残疾；通过谈话，使其明白并不是所有的卒中患者都会有残疾，给患者讲述目前的医疗水平和以往通过积极的康复锻炼从而把残损程度降低甚至恢复健康、完全康复的案例，帮助患者树立信心、找出并消除不合理的认知，减少或消除焦虑、抑郁情绪。另外，对于出现语言障碍及躯体功能障碍、行动不便且缺乏自信、害怕社交的卒中患者，认知行为治疗可以帮助患者消除负面的非理性情绪，指导患者进行放松训练和躯体肌肉锻炼。心理治疗师对患者多鼓励，在谈话中引导患者降低语速，帮助患者重新建立社交自信。研究发现，一个阶段的认知行为疗法干预结束后，患者的焦虑和抑郁量表得分均有下降。

支持性心理治疗技术的要素为倾听、保证、解释、指导、建议、疏导、鼓励等，在治疗过程中，首先要通过关切的语气、开放性提问与患者交流，认真倾听患者倾诉的问题，并适当共情，及时地给予患者一些情绪反馈。这样可以让患者的负性情绪得以充分宣泄，情绪宣泄完以后，再向患者讲解脑血管的常识、疾病相关的注意事项，以及卒中的治疗、康复知识，消除患者心理顾虑，指导患者应对身体和心理问题，并对患者关注的问题给予积极的解释和适当的保证，鼓励其树立战胜疾病的信心，从而缓解患者的情绪。

团体心理治疗可进行集体心理健康教育，让患者进行集体心理健康讲座，观看录像，让患者了解疾病的发生、发展的过程；鼓励患者说出所患疾病的痛苦、内心的焦虑，并鼓励其与其团体成员交流，让所有患者认识到身边的其他人也经历病痛，不仅仅是自己承受疾病的折磨，别人所经历的痛苦并不比自己少，激发患者战胜疾病的信念。小组交流式的团体心理治疗，不仅可以改善卒中后患者抑郁程度，同时还能够帮助患者改善人际关系，寻找宣泄渠道，帮助患者正确认识自我，使其能够在与其他患者在交流过程中认识到外界环境的变化并寻找到自我生存的意义，使拥有共同疾病的患者能够互帮互助，为患者找寻到生命的目标，积极改善其对人生的认知，进而达到改善患者抑郁情绪的目的。心理治疗师要加强对其认知的引导；对于肢体活动障碍的患者，心理治疗师应该尽量选择一些不需要行动的团体活动或者可以多人协助的团体活动，确保团体活动的完整性，同时密切关注患者的心理反馈，结合患者实际耐受性，完成团体心理治疗。

（2）运动疗法

脑卒中后抑郁症患者的运动可以采取大肌群的力量练习、有氧心肺功能及平衡协调功能的练习。另外舞动治疗也是一种积极有效的运动治疗手段，通过音乐与舞蹈的结合能够激发患者运动的兴致，促进运动治疗的效果。太极拳、八段锦是传统的锻炼功法，通过太极拳、八段锦的练习可以有效地提高患者的运动功能，也可以改善患者的认知功能及消极低落的情绪。

具体的运动应该注意运动时间、运动强度及运动的频率等。患者每周活动总量至少要达到中等强度运动 150 分钟或高强度的有氧运动 75 分钟；每周至少进行 2 次增强肌肉力量的训练；并尽量减少久坐。

中等强度的有氧运动包括健步走、蛙泳、骑自行车、网球双打、徒步旅行、滑滑板、滑旱冰、打排球、打篮球。高强度的有氧运动包括慢跑或跑步、自由泳、快速骑行或骑车上坡、网球单打、踢足球、跳绳等。力量训练包括使用健身器械训练、使用阻力带训练、俯卧撑和仰卧起坐、做农活、瑜伽等。

（3）艺术治疗

艺术治疗最早发源于西方，20 世纪中期以来，艺术治疗已经形成了音乐、绘画、舞蹈、文学、心理剧等多种形式。艺术治疗是以各种艺术的媒介来表达个体内心的思绪、感受及经验，这些媒介可能是游戏、声音、身体、故事文本、书写、绘画、舞蹈、音乐等。

与其他治疗方法相对比，艺术治疗具有非语言的沟通特质，个体可以采取看、听、唱、跳等一切可能的方式进行自我表达。因此，艺术治疗突破了来访者的年龄、语言、认知范围与艺术技能的限制，尤其对于无法或者不善于进行言语交流的人具有独特的优势。脑卒中后抑郁症患者的艺术治疗可以通过美术、书法、手工、陶艺、情景剧、园艺疗法及团体游戏等多种方式进行。通过以上多种形式的活动，患者逐步地融入团体、接受治疗，这对抑郁情绪及症状会有一定的改善作用。

（4）移情易性疗法

移情易性疗法是通过分散患者的注意力，或通过精神转移，改变患者内心虑恋的指向性，改变心志，以治疗由情志因素所引起疾病的一种心理疗法。《北史·崔光传》中说："取乐琴书，颐养神性。"吴师机的《理瀹骈文》中说："七情之病者，看书解闷，听曲消愁，有胜于服药者矣。"《灵枢·杂病》曾有这样的记载："哕，以草刺鼻，嚏而已，无息而疾迎引之，立已；大惊之，亦可已。"上述说的就是除"以草刺鼻"等方法外，可以用"大惊"的方法来治疗一般的呃逆不止，这就是一种转移注意力的心理治疗方法。又如，张子和治疗悲伤过度的患者，找来艺人，在一旁跳跃歌舞，找一些善于声乐的人吹笛鼓琴，杂以歌唱，其所好之事，好棋者，与之棋，好乐者，与之笙笛勿辍，转移了患者的注意力，故获良效。

（5）暗示解惑疗法

暗示解惑疗法是指采用含蓄、间接的方式，对患者的心理状态产生影响，以诱导患者接受医生的治疗性意见；通过语言等方式，剖析本质、真情，以解除患者的疑惑，从而达到治疗由情志因素所引起疾病的一种心理疗法；主要适用于由疑心、猜测所导致的幻觉、抑郁等。

暗示解惑疗法主要使用语言来示意或借物示意。《道藏精华录》中记载某犯被处于死刑，某医云无须显诛，可自然置之死地，因语囚徒云："以针刺汝手，俾血流尽则死期尽。随以布蒙其目，以绳缚其手，针刺其肤，以水滴盆中，使罪人信乎血流水。约三四时，罪犯死。"其实，并未刺破其血管放血。这是消极暗示的实例。

积极的暗示常用于治疗：① 语言示意，即巧妙运用语言，暗示某些有关疾病的情况，使患者无意中加以了解，从而消除心因，树立起战胜疾病的信心，改善不良的情感状态。语言暗示不仅包括词句语言，而且还包括行为语言，如治疗者的神态、表情、动作等的暗示作用。若能巧妙而综合地加以运用，可取得更为理想的疗效。② 借物暗示，指借助于一定的药物或物品，暗示出某些现象或事物，以解除患者心理症结的方法。安慰剂的作用就属于这一途径。进行此术的医家必须认清病情，谨慎从事，切不可令患者看出任何破绽，否则就难以收到理想的效果。

八、典型病例

病例 1：胡某，女，53 岁。2021 年 4 月 13 日初诊。

主诉：左上肢疼痛不适 3 月，加重一周。

现病史：患者 3 月前无明显诱因出现左上肢肩关节疼痛，抬举正常，有轻微头昏脑胀，整天精神恍惚，胸胁满闷，整夜难眠，记忆力减退，心慌，纳可，易怒烦躁，出汗，愁眉苦脸；左上肢疼痛连及肘关节，活动后疼痛明显；二便调，伸舌偏右，舌暗苔黄，脉弦细。曾到某医院对肩周炎进行针灸、按摩、理疗等治疗，并在多家医院治疗后有所缓解，近一周加重，特别是夜间疼痛难忍。CT 报告"基底节腔隙性脑梗死"，颈部彩超报告"颈动脉斑块"。

既往史：高血压病史。

西医诊断：脑梗死；神经衰弱。

中医诊断：中风，中经络；郁证。

中医辨证：气虚血瘀，瘀阻经络。

治法：补气养血，化瘀通络。

处方：葛根 12g，羌活 12g，桑枝 30g，丹参 15g，杜仲 10g，三七粉 6g（冲服），地龙 10g，百合 10g，炒枣仁 30g，柏子仁 10g，香附 10g，丹参 10g，甘草 6g，白芍 20g。7 剂，水煎温服，早晚各 1 次。

针刺：四天庭、四神聪、华佗夹脊穴、肩三针、曲池、足三里、神门、三阴交、太溪、内关、太冲。

二诊：患者头晕、易怒好转，舌质暗，苔黄腻，脉弦。上方加西洋参6g，醋鳖甲15g。7剂，水煎温服，早晚各1次。

三诊：5月15日，患者夜间上肢疼痛明显减轻，头晕消失，夜寐安，上肢关节疼痛好转，二便调，近期偶有心慌，舌质暗，苔微黄腻，脉滑。

四诊：5月22日，患者上肢疼痛明显减轻，心慌缓解，夜寐安，情绪好转，二便调，舌质暗，苔白腻，脉沉缓。患者病情好转，继续治疗。

五诊：5月29日，患者上肢疼痛明显减轻，心慌缓解，夜寐安，二便调，舌质暗红，苔白，脉缓。患者病情好转，继续治疗。

六诊：6月1日，患者肩、上肢疼痛进一步减轻，心烦易怒的症状改善；心慌缓解，夜寐安，二便调，舌质暗红，苔白，脉迟缓。前方稍作调整并继续治疗。

七诊：6月22日，患者精神状态良好，心慌缓解，夜寐安，二便调，舌质红苔白，脉缓。继续针刺治疗，并加刺络放血、水罐疗法。

八诊：7月17日，患者疼痛、上肢疼痛消失，夜寐安，二便调，舌质红，苔白，脉缓。停止治疗。

病例2：张某，女，72岁。2021年11月2日初诊。

主诉：右侧肢体无力3个月。

现病史：患者在3个月前，出现头晕，头痛，失眠，胸闷，烦躁，意乱，不由自主地哭闹；右侧肢体软弱无力，手指麻木，胸闷，腹胀，纳差，夜寐欠安，二便调；舌苔厚腻，脉滑。CT报道"多发性脑梗"，颈部彩超示"颈动脉斑块"。

西医诊断：多发性脑梗死。

中医诊断：中风，中经络。

中医辨证：脾胃虚弱，痰瘀经络。

治法：健脾养胃，祛痰化瘀通络。

处方：炒白术12g，茯苓12g，桑枝30g，丹参15g，胆南星10g，三七粉6g（冲服），半夏10g，百合30g，炒枣仁30g，柏子仁10g，香附10g，丹参10g，甘草6g，白芍20g。7剂，水煎温服，早晚各1次。

针刺：四神聪、四天庭、神门、足三里、委中、承山、丰隆、曲池、手三里、合谷、三阴交。

二诊：11月9日，患者经治疗后手指麻木减轻，纳可，夜寐欠安，二便调，舌苔厚腻，脉滑。继续治疗，针刺加脾俞。

三诊：11 月 16 日，患者经治疗后右侧肢体活动感觉较前有力，饮食好转，夜寐安，二便调，舌苔白，脉缓。加心理康复治疗，治疗患者继发的心理障碍，作业疗法师可以根据其心理异常的不同阶段，设计相应的作业活动。愤怒的患者可以通过敲敲打打进行宣泄，或转移注意力，如绘图、拉琴、珠算、书法、下棋、钓鱼、插花、剪贴等，使情绪保持稳定。

四诊、五诊：患者头晕头痛减轻，胸闷好转，情绪稳定，家属称患者出去后还有回家的念头。

患者继续治疗 3 个月后，头痛、头晕消失，记忆力好转，计算能力有所好转，出门后能自己回家。

第八章

脑卒中合并吞咽障碍

一、概述

人体最复杂的躯体反射之一是吞咽，每天平均进行 2000 余次吞咽。由于下颌、唇、舌、软腭、咽喉、食管括约肌或食管功能受损，不能顺利地把食物由口送到胃内的一种临床表现，称为吞咽障碍，多见于脑损伤患者。

按照感觉运动事件发生的顺序，将食物从口腔到胃内的转移过程，可以被人为地分为"感知阶段""口阶段""咽阶段"和"食管阶段"等数个阶段，这些阶段组成一个整体，在中枢神经系统的控制与调节下，各个吞咽器官相互配合，共同完成一个有效的吞咽动作。

1. 感知阶段

感知阶段通过视觉和嗅觉感知食物，认识食物的硬度、一口量、温度、味道，进而决定进食速度和食量等。

2. 口阶段

由准备阶段和自主阶段组成口阶段。口准备阶段是指食物进入口腔到完成咀嚼的阶段。这个阶段主要是将食物与唾液充分搅拌形成食团，使食物适合吞咽。口自主阶段是舌推进食团开始向后运动到进入咽部之前的过程。

3. 咽阶段

食物从进入口咽部到通过食管上括约肌进入食管的阶段为咽阶段。咽阶段的起始标志着吞咽反射的开始，这是吞咽的非自主阶段，开始后必须完成，主观无法中止。咽阶段是吞咽的重要阶段，仅持续 0.8~1 秒，需要完好的喉保护机制，否则很容易发生误吸。

4. 食管阶段

食团通过食管蠕动进入胃，此期是食物通过时间最长的一个期，持续 6~10 秒，由食管肌肉的顺序收缩实现。

二、临床表现

1. 口阶段吞咽障碍的临床表现

流涎，分次吞咽，进食时食物漏出，控制液体、食物和唾液的能力降低。

2. 咽阶段吞咽障碍的临床表现

进食呛咳、饮水呛咳、吞咽后憋喘、吞咽后的清嗓动作、低头吞咽、无效吞咽、发声困难、自主咳嗽异常、咽下困难等。

3. 口阶段及咽阶段障碍均可出现的临床表现

一口量减小、吞咽延迟、构音障碍、吞咽不能启动等。

三、辅助检查

本病的辅助检查包括表面肌电图检查、超声检查、测压检查、电视内窥镜吞咽功能检查和吞咽造影检查等。专门的设备和技术人员在一定程度上限制了临床的应用。

1. 吞咽造影检查

在 X 线透视下，吞咽造影检查是现在公认的全面、可靠的吞咽功能检查方法，是对于口、喉、咽、食管的吞咽进行的特殊造影检查。在临床上医生可以通过这项检查，明确患者是否存在吞咽障碍，得到吞咽障碍的病因、程度、部位和代偿情况，判断有无误吸，并且评价代偿的影响，如能否通过改变吞咽方法和食物黏稠度来减轻吞咽障碍，从而帮助选择治疗措施和提供疗效评估的依据。在检查过程中，治疗师可观察何种食物性状及姿势代偿更适合患者。

2. 电视内窥镜吞咽功能检查

电视内窥镜吞咽检查可使用喉镜直接观察会厌、声带、杓状软骨等咽喉部位的功能状态及解剖结构，如声门闭锁功能、食管入口处的状态、梨状隐窝的唾液潴留情况及有无器质性异常等；还可让患者吞咽不同黏度的食物，观察吞咽的进行速度、吞咽后咽腔的残留情况及有无食物进入气道的情况等，由此评估吞咽功能及误吸风险。

3. 测压检查

测压检查是现在唯一能分析咽部和食管力量的检查手段。吞咽过程中，咽部期和食管期压力发生变化，医生使用带有环周压力感应器的固体测压管对其进行检查，在吞咽过程中压力传感器将感受到的信息传导到计算机中进行分析。根据数据，分析有无压力异常。

4. 放射性核素扫描检查

在食团中加入半衰期短的放射性核素，并用伽马照相机获取浓集图像，对食物的平均转运时间及清除率做定量分析，可以观察到不同病因所致吞咽障碍的吞咽模式。

5. 超声检查

超声检查是将超声波探头放置在颏下，对口腔期、咽部期吞咽时口咽软组织的结构和动力等情况进行定性分析。超声检查是无创无放射性的检查方法，可以在床边进行，并为患者生成生物反馈。超声检查可以发现舌的异常运动，儿童患者更加明显。但是，超声检查只能观察到吞咽过程的某一阶段，而且由于咽喉中气体的影响，对食管上段括约肌的观察效果不理想。

6. 表面肌电图检查

表面肌电图用于咽喉部的肌电图检查，检测吞咽时肌群活动的生物电信号。

四、鉴别诊断

1. 食管癌

食管癌多见于中老年人，男性患者多见，其典型症状是进行性吞咽困难，多数患者可明确指出梗阻部位在胸骨后，可伴有吞咽疼痛；晚期患者可有食管反流，食管镜或胃镜结合活组织检查可确定食管癌的诊断。

2. 胃－食管反流病

因食管下端括约肌功能失常，抗胃食管反流屏障功能丧失，而导致胃、十二指肠内容物经常反流入食管，伴吞咽困难。多由酸性、过冷、过热食物诱发的食管痉挛引起。

3. 弥漫性食管痉挛

弥漫性食管痉挛多继发于反流性食管炎、腐蚀性食管炎等疾病，常易与心绞痛相混淆。吞咽困难、疼痛，多由情绪激动等精神因素诱发。

五、中医辨证论治

1. 风痰阻络

临床表现：突然发病，进食窒息，吞咽困难，语言不利，胸膈满闷，腹胀，肢体肥胖，舌体肥胖，舌质淡，苔腻，脉弦滑。

治法：息风化痰，宣窍通络。

方药：解语丹合温胆汤加减。半夏9g，竹茹12g，枳实6g，陈皮12g，甘草6g，茯苓20g，羌活12g，防风12g，天麻15g，川芎6g，胆南星9g。

针刺：① 选穴：四舌针、通里、廉泉、天突、中脘、足三里、丰隆。② 操作：中脘、足三里用补法，丰隆用泻法，余穴平补平泻。

2. 肝肾亏虚

临床表现：脑卒中后出现吞咽困难，语言不利，腰膝酸软，烦躁，舌质红，苔少，脉数。

治法：滋阴补阳，开窍化痰。

方药：地黄饮子加减。生地黄15g，芦根15g，生麦冬25g，人参15g，陈皮10g，生姜15g，山茱萸12g，菟丝子12g，甘草12g。

针刺：① 选穴：四舌针、通里、廉泉、天突、太溪、太冲、肝俞、肾俞。② 操作：太溪、肝俞、肾俞用补法，太冲用泻法，余穴平补平泻。

3. 气滞血瘀

临床表现：中风偏瘫，吞咽困难，语言不清，吞咽时会出现胸部不适或疼痛，时有呕吐食物，冷饮后加重，舌紫色，苔薄白或舌面有瘀斑，舌下脉络粗暗，脉络细涩。

方药：柴胡疏肝饮加减。柴胡12g，白芍20g，炒白术12g，紫苏梗30g，紫苏叶12g，黄芩12g，桃仁12g，红花9g，半夏9g，陈皮12g，甘草6g。

针刺：① 选穴：四舌针、通里、廉泉、天突、廉泉、阴郄、太冲、血海、膻中。② 操作：太冲用泻法，血海用补法，余穴平补平泻。

4. 气虚血瘀

临床表现：吞咽困难，饮食不良，发作频繁，食物反流明显，甚至食物呕吐，伴有面色苍白，神疲，身体消瘦，舌淡苔白，脉沉细。

治法：益气活血，化瘀通络。

方药：补阳还五汤加减。当归12g，黄芪15g，川芎6g，赤芍6g，地龙12g，党参20g，紫苏叶30g，甘草6g。

针刺：① 选穴：四舌针、通里、廉泉、气海、足三里、天突、阴郄；伴有半身不遂者，加肩三针、手三里、外关、合谷、伏兔、血海、阳陵泉、悬钟、解溪。② 操作：肩三针、气海、足三里（温针灸）用补法，余穴平补平泻。

六、单方验方

1. 天突按摩 60 次，每天 1 次。

2. 人迎按摩 30 次，每天 1 次。

3. 紫苏梗 12g，紫苏叶 15g，代茶饮。

4. 佛手 10g，陈皮 12g，代茶饮。

七、吞咽障碍的评定和康复治疗

1. 吞咽障碍的评定目的

了解是否存在吞咽障碍及吞咽障碍的类型等，评定吞咽过程中存在的生理异常，预防并发症，为制定治疗方案、指导安全喂食和健康宣教提供客观依据。

2. 吞咽功能评定方法

（1）触摸吞咽动作

检查者把示指放于患者下颌骨下方的前部，中指放在舌骨，环指放在甲状软骨上缘，嘱患者吞咽，判断喉上抬的能力，以甲状软骨上缘能触碰到中指为标准。

（2）反复唾液吞咽试验

反复唾液吞咽试验是评定由吞咽反射诱发吞咽功能的方法。患者取坐位，检查者将手指放在患者的喉结及舌骨处，观察 30 秒内患者吞咽的次数和活动度。

（3）饮水试验

患者正常情况下饮入 30mL 水，检查者观察和记录患者喝水有无呛咳、饮水状况等，并进行判断。

（4）摄食–吞咽过程评定

该评定是通过进食状况、咀嚼运动的情况、食团运送情况、吞咽之后有无食物残留等相关项目来观察和评定吞咽过程中各个阶段出现的情况。

（5）标准吞咽功能评价

该量表主要包括三个步骤。第一步为检查患者意识水平、唇控制、头部和躯干控制、呼吸方式、声音强弱、咽反射及自主咳嗽，总分 8~23 分。第二步为患者重复吞咽 5mL 水观察口角流水、吞咽时喉部运动、咳嗽、哽咽及声音变化，总分 5~10 分。第三步为饮下一杯 60mL 水，观察能否全部饮完、咳嗽、哽咽及声音质量，总分 5~12 分。该量表最低 18 分，最高 46 分，分数越高，说明吞咽功能越差。标准吞咽功能评价对吞咽功能的评定分级较细，评估内容较全面。

3. 吞咽功能训练方法

（1）感官刺激

① 触觉刺激：用手指、棉签等刺激面颊内外、整个舌部等增加其敏感度。

② 舌根及咽后壁冷刺激与空吞咽：嘱患者做空吞咽动作，咽部冷刺激是指用棉棒蘸少许冷水，轻轻刺激舌根及咽后壁。

③ 味觉刺激：用棉棒蘸不同味道的汤汁（酸、甜、苦、辣等），刺激味蕾，增强味觉，增加食欲。

（2）吞咽器官的肌肉力量训练

在正常生理运动范围内循序渐进地训练唇、舌、下颌、软腭等吞咽相关器官的肌肉。

（3）间接吞咽训练

① 改善咽反射的训练：用冷冻的湿棉签反复刺激患者的软腭及咽后壁。

② 声门闭锁练习：应用发声器练习发音，或让患者持续发"i"音。目的是训练患者随意闭合声带的能力，使吞咽时可以进行闭锁环节，防止误咽。练习声门闭锁时可结合声门上吞咽法等气道保护运动训练，使患者先吸气后憋住，然后咽口水，接着再呼气和咳嗽。这是利用在吞咽前及吞咽时暂停呼吸，以保护气管避免误吸，咳嗽可以清除喉头周围的食物。该法常用于出现误咽的患者。

（4）摄食训练

吞咽障碍患者进食应以安全为主，并结合以下要求进行摄食训练。

① 进食体位：一般让患者取躯干 30° 仰卧位，头前屈，辅助者位于患者健侧。于此体位进行训练，食物不易从口中漏出，有利于食物向舌根运送，减少向鼻腔逆流的风险。严禁在水平仰卧位及侧卧位进食。

② 进食姿势：吞咽时还要注意选择合适的进食姿势，改善或消除吞咽误吸。主要的吞咽姿势有以下几种。第一种为空吞咽与交互吞咽：当咽部已有食物残留时，而食物积累增多时，容易引起误咽。因此，每次进食吞咽后做几次空吞咽动作，将食团全部咽下再进食。第二种为侧方吞咽：最容易残留

食物的地方是咽部两侧的梨状隐窝，让患者分别左右转动吞咽，可除去残留的食物。第三种为点头样吞咽：另一个容易残留食物的部位是会厌谷。当颈后伸时，会厌谷会变得狭小，而后颈尽量前屈，同时做空吞咽动作，可去除残留食物。第四种为转头吞咽：头颈部向患侧旋转将食团移向健侧，并且有利于关闭该侧气道，适用于单侧咽部麻痹的患者。第五种为低头吞咽：将前咽壁向后推挤，对舌根部后缩不足、延迟启动咽部期吞咽、呼吸道入口闭合不足的患者是比较好的选择。第六种为头后仰：头后仰时，在重力作用下，食物易到达舌根部，适用于食物在口中运送慢的患者。

③ 食物的性状和质地：按照吞咽障碍的程度及先易后难的原则进行决定，容易吞咽的食物的特征为密度均匀，松散且爽滑，通过咽及食管时容易变形、不在黏膜上残留。

④ 一口量和进食速度：一口量，即最适于吞咽的每次摄食入口量，正常人液体为1~20mL，浓稠泥状食物为3~5mL，布丁或糊状食物为5~7mL，固体食物为2mL。治疗师对患者进行训练时，一般先从少量尝试，然后酌情增加。进食速度为进食稀流食时，应用力快速吞咽；进食糊状、半固体食物时，需慢速进食，确认前一口已吞完，方可进食下一口。如患者出现呛咳，应停止进食。

⑤ 吞咽辅助手法：主要包括声门上吞咽法、超声门上吞咽法、用力吞咽法和门德尔松吞咽法。在吞咽过程中应用吞咽辅助手法，可以增加患者口、舌、咽等结构本身的运动范围，增加运动力度，增强患者对感觉和运动协调性的自主控制。此法需要一定的技巧和多次锻炼，应在吞咽治疗师的指导和密切观察下进行。

⑥ 呛咳的处理：呛咳是吞咽障碍的基本特征。出现呛咳时，患者应腰、颈弯曲，身体前倾，下颌低向前胸。当咳嗽清洁气道时，这种体位可防止残渣再次侵入气道。如果食物残渣卡在喉部，危及呼吸，患者应再次弯腰低头。治疗师在肩胛骨之间快速连续拍击，使残渣移出；并可采取海姆立克操作法，站在患者背后，将手臂绕过胸廓下方，手指交叉，对横膈施加一个向上猛拉的力量，由此产生的一股气流经过会厌，可"吹"出阻塞物。

治疗师根据患者吞咽功能的改善，规律性地增加摄食量，并记录每次摄食量、进食所用时间、咳嗽、喷食和其他症状；同时可逐步增加进食种类，如糊状食物、不同温度、不同滋味的液体。如果患者对这些治疗都能耐受，可以进软食，如面包、质地较软的蔬菜，同时注意观察患者情况。在决定拔出鼻饲管前，应咨询营养师，保证恰当的营养。当鼻饲饮食不能解决患者脱水、营养不良、误吸等并发症时，需要借助外科手段，对这类患者可行经皮内镜胃造瘘。该营养方法安全，患者能够耐受，适合长期喂养。

⑦咀嚼：人类的咀嚼是唇、颌、面颊、舌复杂的肌肉协同运动。在食物搅拌的同时，伴有唾液的分泌。这些液体增加了口腔控制难度。即使患者有咀嚼力量，并不意味着可食用需咀嚼的食物。如果患侧咀嚼明显无力，应使用健侧。治疗师把易咀嚼的食物用压舌板或手指置于下磨牙上。对于脑性瘫痪的患者，手指进食增加了舌的一侧运动，从而减少了舌外伸，促进了咀嚼。

某些情况下，在注意力主动转移之前，吞咽会自动发生，直到咀嚼和吞咽完成后（触摸到喉上抬动作），才能再给少量食物。如果患者能够咀嚼一定质地的食物，就鼓励他咬食物，并将食物由门牙传送到磨牙，逐渐增加需要的食物，强调无力肌群的参与。

⑧饮水：控制和吞咽液体是吞咽障碍最突出的问题。液体易在吞咽开始前从口内流出或进入咽和气道。在某些情况下表现出恰当的口腔控制，但在咽期吞咽时，气道保护功能障碍，限制了水的摄入。在饮水治疗时，用1~2mL水，如果在正确体位时，液体不断从口中流出，头可抬至水平位，防止头后仰。试用茶杯时，要把水倒满。如果水不足半杯，患者就会头向后仰饮水，这种姿势增加了误吸的危险。将茶杯的边缘靠近患者的下唇，避免将水倒入口中，鼓励患者饮一小口水。如果不能饮小口水，可将少量水沿着下齿前部倒入口腔。使用吸管需要口面肌群的适当功能，以及在口中产生不同的压力。开始时，使用短粗吸管，患者较易控制。开始阶段应饮少量水牛奶和奶制品，易与黏膜分泌物黏着，形成黏液。正常情况下，一顿饭中要吃各种食物，可防止黏液的堆积。对于吞咽障碍的患者，避免单独食用奶制品。

八、典型病例

病例1：刘某，男，65岁。2022年4月7日初诊。

主诉：吞咽困难半年。

现病史：患者在6个月前突然头晕、恶心、呕吐，昏迷后急送某大医院，诊断为急性脑出血，行抢救开颅手术后脱险。患者头晕，头痛，右半身偏瘫，上肢肌力3级，下肢肌力4级，肩关节半脱位，抬举受限，三角肌萎缩，外展受限，肘关节、腕关节痉挛，精细动作较差，握笔不能，语言障碍，不能组词，发音不清，自己感觉舌根发硬，认知功能障碍，记忆力差，吞咽困难，易呛水，纳差，夜寐欠安，二便调，舌红苔白腻，舌下脉络弯曲增粗，脉弦滑。

既往史：高血压、高脂血症、糖尿病病史。

西医诊断：脑出血后遗症合并吞咽障碍。

中医诊断：中风偏瘫。

中医辨证：脾肾两虚，痰湿阻络。

治法：补脾益肾，化痰通络。

处方：补阳还五汤加减。天麻15g，杜仲12g，当归15g，生黄芪60g，赤芍9g，川芎6g，地龙10g，麸炒白术30g，茯苓20g，三七6g，丹参10g，制水蛭3g，甘草6g，陈皮15g，石菖蒲30g，郁金15g。

针刺：四天庭、四舌针、大迎、天突、内关、廉泉、承浆、肩三针、手三里、外关、合谷、伏兔、血海、阳陵泉、悬钟、解溪。

二诊：患者感到舌头不像以前那么僵硬，治疗方案不变。

三诊：患者能发音，可以说"喝水"二字，肩关节抬举好转。

四诊：患者喝水时呛咳症状减轻，手能拿勺子，语言能组词，可以说"谢谢你"。

五诊：患者三角肌萎缩改善，肘关节、腕关节痉挛缓解。

六诊：患者感到四肢无力，舌淡红苔白，脉缓。上方减去赤芍、川芎，加党参、黄精。

七诊：患者的语言障碍、吞咽困难基本痊愈，能生活自理。

病例2：刘某，女，58岁。2021年5月11日初诊。

主诉：左侧偏瘫1年。

现病史：丈夫代诉，患者1年前突然头晕、恶心，天旋地转，又出现左侧偏瘫，送医院就诊，CT报道"脑出血"，行开颅手术急救脱险而出院，但是遗留左侧肢体运动功能障碍，在各医院行针灸按摩1年余，效果不佳，故来我院就诊。患者面色暗淡，语言不清，只能发单音，不能组词。吞咽困难，不能进水、进食，有时食物残渣会卡在喉部。左上肢肩关节半脱位，抬举功能受限，肘关节、腕关节痉挛，站立时上肢紧贴腹部，拇指内收，其余四指呈鸡爪样，精细动作较差，肌张力增高，肌力1级，下肢足内翻，背屈功能障碍，其丈夫搀扶她行走，呈偏瘫步态，舌质暗，苔红，脉沉细。

既往史：高血压、糖尿病、高血脂病史。

西医诊断：脑出血后遗症。

中医诊断：中风，中脏腑；呛咳。

中医辨证：肾阴虚，肝阳上亢。

治法：滋阴潜阳，平肝息风。

处方：天麻 15g，盐杜仲 10g，三七粉 6g，丹参 10g，党参 30g，煅龙骨 30g，煅牡蛎 30g，地龙 10g，燀桃仁 9g，红花 10g，瓜蒌 10g，郁金 10g，炒白芍 20g，知母 9g，肉桂 6g，甘草 6g。7 剂，水煎服。

针刺：四舌针、四天庭、颈部华佗夹脊穴、肩三针、肘三针、三阳穴、合谷、环跳、足三里、昆仑透太溪、申脉、太冲、绝骨。以上穴位分组，每天针刺一组，每周 3 次，10 次一疗程。

二诊：无明显变化。

三诊：5 月 26 日，患者经治疗后，语言好转，吞咽有所改善，左上肢活动有力，服药后腹部感觉通畅，大便臭秽，纳可，夜寐欠安，舌暗苔红，脉弦滑。

四诊：无明显变化。

五诊：6 月 12 日，患者经治疗后，语言能组词，但吐字不清，饮水呛咳减轻，左上肢活动稍有改善，下肢有力，双下肢发凉，近日胸口憋闷，纳可，夜寐欠安，二便调，舌红少苔，脉弦滑。上方去瓜蒌、知母、肉桂，加黑顺片 6g、黄连 6g、薤白 10g。

六诊：无明显变化。

七诊：6 月 26 日，患者经治疗后，语言吐字清楚，吃饭饮水有轻微障碍，左上肢三角肌麻痹改善，肩关节抬举较前好转，下肢有力，胸口憋闷消失，精神状态良好，言语改善（能组词），纳可，夜寐欠安，二便调，舌红苔少，脉弦。在上方基础上，加山药 30g。

八诊、九诊：患者肘关节、腕关节痉挛缓解，嘱托家属和她下跳棋，开始教她学习织毛衣，下肢足内翻缓解，自己能从 5 楼走到大街。

患者继续治疗 4 个月后能生活自理。

第九章

脑卒中合并肩关节疼痛

一、概述

肩关节疼痛是脑卒中后偏瘫患者的并发症之一，发病率在 21%~72%，一般在卒中后 2~3 个月内发生。患者一般在肱二头肌和冈上肌肌腱的位置会有压痛，在静止和活动时都会出现，尤其在肩关节外展外旋位时疼痛更为明显。

肩痛严重影响患者的日常生活和卒中的预后，可引起患者严重抑郁，影响夜间睡眠，妨碍日常生活护理，降低日常功能活动，如进食、穿衣、洗漱、活动等，导致行动和转移困难等。肩痛的预防、早期诊断和早期治疗非常重要，可以明显改善偏瘫患者的生活质量。

脑卒中后肩痛属于中医学的"痹证"范畴，主要发病机制为突发中风，肩部失用，局部气血壅滞、筋脉失养。针灸通过调畅局部气血，气行则血行，筋脉得以濡养则疼痛得缓、活动得复，从而达到"通而不痛"的治疗效果。

二、肩痛的分类

1. 肩关节半脱位

肩关节半脱位多在偏瘫的弛缓期出现，由于患者肩关节周围肌肉（主要为三角肌和冈上肌）张力降低和肌肉瘫痪及本体感觉损害，导致对肩关节的牵拉机制丧失，肩部缺少肌肉的支撑，以及患者坐位或站位时存在患侧上肢的重力影响，对肩关节囊、喙肱韧带和周围软组织过度牵拉，使肱骨头从肩关节盂中半脱位而出，肩关节囊内存在丰富的神经感受器，神经感受器受刺激而引起肩痛。

2. 不恰当处理所致肩关节损伤

卒中后患者的早期活动主要依赖于护士、治疗师、医生、辅助性工作人员及家庭成员，对患者的患肢处理不当造成的创伤是导致肩痛的一个主要原因。对患者患侧上肢的不当牵拉和进行肢体的被动活动、体位转换及转移等训练时，如果没有遵循上肢的肩肱节律，则易造成肩关节损伤。多次反复的损伤可导致肩部的出血、渗出及无菌性炎症反应，导致偏瘫肩痛。

3. 肩-手综合征

肩-手综合征，又称反射性交感神经营养不良综合征，发病率约20%，常发生在卒中后3个月内，是偏瘫肩痛的主要原因。此综合征的发生与脑卒中患者早期不正确的运动模式导致肩、腕关节损伤，上肢体液回流受阻，以及中枢神经损伤后血管运动功能障碍等有关。另外患手关节的过度牵拉也可引起炎症反应出现水肿及疼痛，输液时液体渗漏也可能是造成肩-手综合征的重要原因之一。

4. 肩袖撕裂

肩袖是由冈上肌、冈下肌、小圆肌和肩胛下肌所组成，肩胛下肌、冈下肌、冈上肌和小圆肌在经过肩关节的前方、上方和后方时，与关节囊紧贴且尚有许多腱纤维编入关节囊壁，所以肩袖肌群的收缩对稳定肩关节起着重要作用。肩袖撕裂在肩痛患者中占有很高的比例，不恰当的肩胛骨和肱骨头的旋转可损伤肩袖。处置患肢时引起的牵拉有可能损伤肩袖而导致肩痛。

三、临床表现

临床表现为瘫痪侧肩关节的持续性疼痛，通常可因疼痛导致不能自主活动，并在患侧肩关节被动活动时疼痛明显加重，部分病情严重的患者可波及整个上肢；部分患者可在体格检查中发现肩关节局部肿胀，甚至发现肩关节半脱位或完全脱出；疼痛特点为夜间明显，严重影响睡眠。

四、鉴别诊断

1. 肩周炎

其疼痛性质多为酸痛或钝痛，早期肩部疼痛剧烈，肿胀明显，疼痛可扩散至同侧颈部和整个上肢。后期肩部疼痛减轻，但局部活动障碍显著，常不能完成穿衣、洗脸、梳头、触摸对侧肩部等动作，肩关节上举、后伸、外展、内旋动作受限制；病程较久者，由于疼痛和废用，出现肩部肌肉广泛性萎缩。

2. 骨质疏松

患者表现为周身的疼痛，说不上到底哪儿疼，但是浑身都不舒服或腰酸背痛，这种疼痛与活动、体位没有明确的关系。

五、辅助检查

血常规检查、X 线检查、CT 扫描、骨扫描、骨密度检测。

六、中医辨证论治

1. 心肾不交

临床表现：语言不清，长期口腔溃疡反复发作，脾气暴躁，右侧肢体麻木，右上肢三角肌肌肉萎缩，抬举受限，肘、腕关节痉挛，手掌肿胀皮色紫暗，双下肢发凉，舌质红，苔少，脉紧。

治法：交通心肾，引血下行。

方药：交泰汤加减。黄连 12g，肉桂 6g，当归 12g，党参 12g，天麻 12g，姜皮 9g，桑枝 30g，地龙 10g，川芎 9g，赤芍 9g，羌活 12g，甘草 9g。

针刺：① 选穴：四天庭、颈部夹脊穴、肩三针、肘三针、三阳穴、内关、太溪、足三里、八邪。② 操作：太溪、足三里用补法，内关用泻法，余穴平补平泻。

2. 脾肾亏虚

临床表现：腰膝酸软，饮食不佳，肩关节周围肌肉萎缩，肩部缺少肌肉的支撑，肱骨头从肩关节盂中半脱位而出，疼痛严重，特别是在夜间疼痛剧烈，不能抬举旋前，外展受限，舌质暗、苔白腻，有淤血点，脉沉细。

治法：补脾益肾，通络止痛。

方药：自拟方。当归 12g，黄芪 30g，丹参 15g，炒白术 30g，菟丝子 12g，枸杞子 12g，续断 12g，桂枝 9g，桑枝 30g，伸筋草 12g，外敷。

针刺：① 选穴：四天庭、颈部华佗夹脊穴、肩三针、肩部阿是穴、脾俞、肾俞、足三里、太溪、血海、膈俞。② 操作：脾俞、肾俞、足三里、血海、膈俞用补法，余穴平补平泻。

3. 气虚血瘀

临床表现：肩关节周围肌肉麻痹，三角肌肌肉萎缩，活动受限，心慌气短，四肢无力，舌质暗，苔白，脉沉细。

治法：补气养血，活血化瘀。

方药：补阳还五汤加减。当归 15g，黄芪 40g，地龙 10g，川芎 9g，水蛭 3g，红花 9g，党参 10g，炒白术 30g，各等分研细末，用黄酒、老陈醋调和敷患处。

针刺：① 选穴：四神聪、百会、气海、足三里、肩三针、天井、小海、手三里、三阳穴、八邪。② 操作：气海、足三里、肩三针、天井、小海、手三里、三阳穴、八邪用补法，四神聪透百会平补平泻。

七、单方验方

1. 桑枝 30g，当归 12g，水煎外敷。

2. 在肩三角区艾灸，每周 1 次。

八、肩关节疼痛的康复治疗

1. 正确的体位摆放与肩关节早期活动

正确的体位摆放，包括仰卧位、健侧卧位、患侧卧位及轮椅坐位。对于痉挛所致的僵硬和肩痛的患者，可先行仰卧位，然后逐渐地引入侧卧位。患者被置于患侧或健侧卧位时，开始每 15 分钟翻身 1 次，要求患者以正确的姿势躺 15 分钟或直至感到疼痛，然后帮助他翻身，以后持续时间逐渐延长。

轮椅坐位：

（1）选择适合患者身材的轮椅，保持躯干伸展。

（2）患者上肢放置在轮椅板上，并且处于一个良好的姿势体位。

（3）患侧下肢侧方垫海绵垫以避免患侧髋关节的外展、外旋。

（4）轮椅桌板以可拆卸的透明板为最佳，长度及宽度须使患者的双侧上肢放置于轮椅板上时能够对称地、充分地向前伸展。

（5）患侧前臂采取旋后位或者中立位。

2. 使用肩部吊带

肩部吊带可在患者站立或转移时保护弛缓性偏瘫上肢，常用于卒中后早期。肩吊带已经被用来纠正肩关节半脱位和肩痛，但长期和不适当的使用，可增强异常肌张力，促进屈肌协同模式，抑制上肢摆动，引起软组织挛缩，对于肢体的对称性、平衡和本体关节有一定负面影响。当肩关节周围肌肉的肌张力恢复至能够稳定肩关节时，吊带可以被停用，使用吊带时应当同时进行手法训练。

3. 运动疗法

运动疗法，主要包括肩关节在生理范围内的主动活动、被动活动、助力运动及抗阻力运动等。在卒中后早期，偏瘫患者肩关节的关节活动度经常丧失，有学者建议应该尽早开始进行预防治疗，通常在卒中后 1~2 天开始，通过早期被动关节活动来维持上肢支持和关节活动范围，在不损害肩关节及其周围组织的情况下，维持肩部无痛性全关节活动度。在弛缓期，肩关节的被动活动可以促进患侧上肢功能的恢复，防止因制动引起的关节粘连性病变，促进肌力恢复。在痉挛期，进行抗痉挛的被动和主动助力运动，能逐渐增加关节活动度，调整异常肌张力，缓解肌痉挛，维持盂肱关节的稳定性。

（1）治疗师帮助患者坐位时躯体重心向患侧转移，重点是牵拉患侧的躯干，治疗师坐在患者患侧，将一只手放在患者腋下，让患者将躯体移向治疗师的同时，治疗师用手抬高患侧的肩胛带。这个运动进行节律性地重复，每次持续一会儿，并且每一次患者需均试着把躯体进一步移向患侧，对患侧的牵拉抑制了阻碍肩胛骨自由活动的肌肉的痉挛。如果患者的手平放在治疗床上，患侧上肢伸展支撑躯体，治疗师使患者的肘关节保持伸展位，可进一步加强这一作用。

（2）患者坐在椅子上，双手交叉（可使肱骨外旋，同时使患侧手的手指外展而缓解痉挛），治疗师跪在患者前面，让患者身体前倾，双手去触摸自己的脚，同时治疗师把手放在患者的肩胛骨（双侧）上，通过使肩胛骨前屈、外展并向上旋转来促进这个活动。当患者能够触摸到自己的脚趾时，其肩关节已经屈曲 90°。

（3）患者坐位，双手交叉，然后把双方放在前面的一个大球上，身体前倾，把球从自己膝部向前推，再拉回。这个运动实际是通过膝关节屈曲而发生的，同时患者的肩也进一步前屈。

（4）患者坐在表面光滑的桌子或治疗台旁边，双手交叉放在一条毛巾上，尽可能地把毛巾推向前方。如患者能在没有不适的情况下完成上述活动，可进一步在向前上方倾斜的桌面上做这一活动，以促进肩关节前屈。

（5）患者从仰卧位向患侧翻滚，可抑制躯干和上肢的痉挛。为了防止翻身时损伤肩关节，在翻身之前双手交叉，上肢伸直，肩胛带前屈，肩关节前屈。对于严重肩痛患者，可在治疗师帮助下进行翻身，治疗师用一只手保持患侧肩胛带前屈和患侧肩充分前屈，用另一只手帮助患者轻轻地向患侧翻身。为了避免损伤患者的肩部，起初患者可仅翻一部分，然后回到原位。当他翻回原位时，治疗师从床上抬起他的上肢，以避免使患侧上肢处于完全的外展姿势。患者继续向前翻滚，而治疗师要小心地把他的患侧上肢进一步前屈。做完上述活动后，治疗师在刚刚获得的关节活动范围内做被动运动，并让患者双手交叉在一起进行自主运动，进一步前屈肩关节。

（6）患者仰卧，患侧腿屈曲，与健侧腿一起，在治疗师的帮助下，通过摆动双腿慢慢地摇动骨盆。节律性地摇动、旋转躯干，可降低整个患侧的肌肉痉挛。在做上述活动时，治疗师在患者无任何不适的前提下抬高伸展的患侧上肢。可以发现随着上述活动的进行，上肢可无痛地被逐渐抬高。

（7）患侧腿屈曲，倚在健侧腿上，治疗师把一只手放在患者的患侧胸部，轻轻向上、向中线方向加压以帮助患者深呼气，用另一只手抬起患侧上肢至最大的无痛范围。本活动可以抑制肩胛骨和肩关节部位周围肌肉的痉挛。

4. 手法治疗

（1）肩胛骨松动技术

治疗师把一只手放在患侧胸大肌部位，另一只手放在肩胛骨下角部位，然后双手夹紧并上、下、左、右活动肩胛骨。另一种方法是治疗师把一只手放在患者肩前部，另一只手放在肩胛骨脊柱缘近下角部位按住肩胛骨并用力向上、向侧方牵拉，降低使肩胛骨下降、内收和向下旋转的肌肉的痉挛。通过上述活动，肩胛骨和肩关节的活动度可得到明显的改善，但往往不持久，故多在患侧上肢做活动之前应用。

（2）肩关节活动度训练

① 被动前屈：患者应平卧于床上，伸直患侧上臂，健侧手扶患肢肘部。在患肢不用力的情况下，由健侧手用力使患肢尽可能上举达最大角度，并在该角度维持一定时间。

② 被动后伸：患者应俯卧于床上，治疗师立于患侧，一手握住患侧腕关节处，另一手稳定肩关节，缓慢地把患者上肢沿着矢状面做后伸动作，并在该角度维持一定时间。

③ 被动外展：患者仰卧，治疗师于患侧，一手握住患侧腕关节，另一手握住肘关节稍上方，缓慢地将肩关节被动移动到外展90°时，注意将上肢适当外旋。

④ 被动体侧外旋：患者平卧床上，患侧肘关节屈曲90°并紧贴在体侧，健侧手用一根木棒顶住患侧手掌，在维持患侧肘关节紧贴体侧的同时，尽力向外推患侧手，达到最大限度时维持一定时间。

（3）向心性加压缠绕

凯恩（Cain）和利布戈尔德（Liebgold）认为手指或末梢的向心性加压缠绕是简单、安全、具有戏剧性效果的治疗方法。治疗师用一根粗1~2mm的长线，从远端到近端，先缠绕拇指，然后再缠绕其他手指，最后缠绕手掌和手背，一直到恰好在腕关节以上。缠绕时，先做一个可以拉开的小线圈，套在指甲根部水平，然后治疗师用力紧密而快速地缠绕，直到腕关节以上，随后立即拉开线圈的游离端除去绕线。本方法可暂时地减轻水肿。

（4）本体感觉神经肌肉易化（PNF）技术

治疗时利用患侧的 PNF 肩胛带模式和患侧的上肢组合模式进行有针对性地训练，具体方法如下。

① 肩胛骨前伸模式：在健侧卧位下引导患侧肩胛骨对着患者的鼻尖做向上、向前运动。

② 肩胛骨后缩模式：在健侧卧位下引导患侧肩胛骨朝下段胸椎做向下、向后运动。

③ 肩胛骨前缩模式：在健侧卧位下引导患侧肩胛骨朝着对侧髂嵴做向下、向前运动。

④ 肩胛骨后伸模式：在健侧卧位下引导患侧肩胛骨朝着对侧髂嵴的相反方向做向上、向后运动。

⑤ 上肢 D_2 屈模式：在仰卧位下引导患侧上肢由肩关节伸展–内收–内旋位向肩关节屈曲–外展–外旋位运动。

⑥ 躯干"上提"模式：在坐位下健手握住患手腕部，在治疗人员引导下健侧上肢由 D_1 伸模式运动到 D_1 屈模式、患侧上肢由 D_2 伸模式运动到 D_2 屈模式。治疗时利用拮抗肌逆转、稳定收缩、强调节律等技术。

5. 运动想象疗法

在运用运动想象疗法前，患者需移至安静的房间，听 10 分钟运动想象指导语音。患者闭目仰卧于床上，用 2~3 分钟进行全身放松，想象其在一个温暖、放松的地方（如沙滩），先让其足部肌肉交替紧张、放松，随后双腿、双上肢、双手；接着用 5~10 分钟提示患者进行间断的运动想象，想象的内容应集中于肩关节功能的改善，如想象患上肢提物、患上肢推车、患上肢搓背、双上肢举重、患上肢打排球等，与肩关节功能密切相关的动作，每个动作想象 10 次，其间休息 30 秒后进行下一动作的想象，治疗的最后 2 分钟让患者把注意力重新集中于自己的身体和周围环境，告诉患者回到房间让其体会身体的感觉，并注意听周围的声音（如灯管的嗡嗡声、说话声或房间内外的其他噪声）；最后治疗师从 10 倒数至 1，在数 1 时让患者睁开眼。每次治疗 20~25 分钟。在治疗中，强调让患者把注意力集中于自身，利用全部的感觉进行训练直到将正常运动模式储存在记忆中。

九、典型病例

病例1：孟某，男，56岁。2021年11月6日初诊。

主诉：右侧肢体活动不利1年余。

现病史：患者自述前一年前无明显诱因突然昏倒，出现右侧肢体无力，经某医院检查确诊为脑出血，予以对症抢救脱险，出院后仍有右侧肢体活动不利，故来诊。患者语言不清，长期口腔溃疡反复发作，脾气暴躁，右侧肢体麻木，右上肢三角肌，肌肉萎缩，抬举无力，右手关节痉挛，手掌肿胀，右下肢划圈样走路，呈偏瘫步态，右下肢发凉，用步行车方可行走，但一瘸一拐地前行，纳可，寐安，二便调，舌质暗苔薄白，脉细弦。

既往史：高血压、高脂血症病史，10年前有脑出血病史。

西医诊断：脑出血后遗症。

中医诊断：中风后遗症。

中医辨证：心肾不交，脉络瘀阻。

治法：交通心肾，活血通络。

处方：天麻10g，盐杜仲10g，三七6g，夏枯草10g，丹参10g，桑枝30g，川芎6g，赤芍6g，黄连6g，黑顺片9g，甘草6g，外敷。

针刺：四舌针、四天庭、肩三针、肘三针、三阳穴、八邪、环跳、承山、昆仑透太溪、足三里、内关，每周3次。

二诊：患者肢体麻木症状较前有所缓解，余症同前，继续治疗。

三诊：患者病情无明显变化。

四诊：患者患侧肢体麻木消失，右上肢可抬举较前有力，但不能持久，右手肿胀好转，手指可轻微伸开，痉挛症状缓解但不能持物，划圈样走路有所改善。

五诊：患者病情无明显变化。

六诊：患者口腔溃疡好转，下肢发凉减轻，可缓慢直线行走。继续治疗，在上方减黄连、黑顺片。

患者配合康复训练，继续治疗3个月后痊愈。

病例2：刘某，女，71岁。2020年10月20日初诊。

主诉：颈部疼痛，左上肢麻木1年，近1个月加重伴胀痛，近1个月语言不清，吞咽困难。

现病史：1年前患者无明显诱因出现左上肩部疼痛，肢体麻木，遂就诊于外院，诊断为肩周炎，给予针灸、输液、中药、按摩等治疗，效果不佳，遂来门诊治疗。患者左上肢肩关节半脱位，抬举功能受限，左上肢麻木，伴胀痛，左上肢精细活动差，持物障碍，拿筷子时有时落地，伴头晕，无头痛，无精神意识障碍，大便干，三日一行，小便正常，纳食可，夜寐安，神清语利，记忆力、计算力、理解力正常，病理征未引出，左上肢感觉减退，手持物无力，舌淡暗，苔白略腻，脉涩。CT报道"基底节腔隙性梗死"。

既往史：高血压病史，规律口服降压药，血压控制可。

西医诊断：脑梗死。

中医诊断：中风，中经络。

中医辨证：气虚血瘀证。

治法：益气活血、祛瘀通络。

处方：天麻15g，西洋参10g，丹参15g，三七粉3g（冲服），瓜蒌15g，荷叶9g，制首乌6g，地龙10g，川芎6g，赤芍6g，羌活9g，桑枝10g，水蛭3g，甘草6g，炒白术20g。7剂，每日1剂，水煎100mL，早晚两次口服。

针刺：四神聪、四天庭、阳池、曲池、手三里、合谷、四渎、三阳络、消泺、肩髎、肩外俞、八邪。

二诊：患者左上肢麻木稍有减轻。

三诊：患者病情无明显变化。

四诊：患者感觉持物有力拿筷子恢复到未发病时。

五诊：患者左上肢麻木较前减轻，感觉正常，胀痛缓解，二便正常。

六诊至八诊：患者病情配合康复训练，左上肢仅剩轻微麻木感，无胀痛，余正常。

病例3：王某，男，57岁。2022年3月5日初诊。

主诉：语言不清1年加重半年。

现病史：患者在一年前在打麻将时与他人争执，生气后突然昏倒，恶心呕吐，意识不清，语言不清晰，急送医院抢救，给予开颅在额叶区取出血块达40mL，治疗1个月出院，但左半身偏瘫，语言不清。患者仅能吐单个字，口中发出的声音让人听不清，不能组词，张口流涎，记忆力差，对以前的事都不知道，左上肢活动受限，肩关节半脱位不能抬举、外展内旋障碍，肘关节、手腕关节痉挛，肌力2级，左下肢行足内翻，抬腿时严重足下垂，肌力3级，易怒，烦躁，夜寐欠安，纳可，二便调，舌质红，苔黄，脉弦滑，由家属用轮椅推入诊室。

既往史：高血压病史。

西医诊断：脑卒中后遗症。

中医诊断：中风肩痹。

中医辨证：肾阴虚，肝阳上亢。

处方：天麻 10g，三七 6g，川芎 6g，丹参 10g，茵陈 15g，灵芝 30g，地龙 9g，石菖蒲 30g，钩藤 6g，甘草 6g，西洋参 9g（另煎）。7 剂，每日 1 剂，水煎温服。

针刺：四舌针、四天庭、通里、智三针、肘三针、三阳穴、环跳、昆仑透太溪、太冲。

二诊：3 月 13 日，经过 1 周的治疗，患者发音声音增大，不能组词，左下肢行走困难，左上肢痉挛，手活动受限有轻微改善，张口时流涎，记忆力差，夜寐欠安，纳可，二便调，舌质红，苔黄，脉弦滑。羌活 12g，当归 10g，桑枝 10g，三七 6g，丹参 10g，土鳖虫 10g，乳香 10g，没药 10g，川芎 9g，赤芍 10g，研细末，灸肩三角区，每周 1 次。

三诊：3 月 23 日，患者语言不清好转，能组词（如你好等但语速很慢），张口流涎，记忆力差，左上肢活动受限，肩关节半脱位抬举受限已好转，三角肌麻痹有所恢复，但外展内旋障碍，肘关节、手腕关节痉挛缓解，左下肢行走困难，足背屈反射好转，夜寐欠安，纳可，二便调，舌质红，苔微黄，脉弦滑。

四诊：4 月 6 日，患者经治疗后语言较前改善，能吐字好转，不流利，能清晰说 1~3 字，左下肢行走较前好转，但欠稳定，肩关节半脱位能抬举 70°，外展、内旋好转，肘关节、手腕关节痉挛缓解，自己能拿勺子吃饭但很难将食物送到嘴中，足内翻好转，能自行拄拐慢走，夜寐安，纳可，二便调，舌质淡红，苔微黄，脉弦涩。

五诊：4 月 24 日，患者经治疗后语言较前改善，能吐字清晰、组词，与人交流但吐字很慢；左下肢行走较前好转，但走路画圈，能自行拄拐慢走，夜寐安，纳可，二便调，舌质淡红，苔淡黄，脉涩。

六诊：5 月 8 日，患者经治疗后语言较前改善，能吐字清晰、能清晰说 3~5 字，左下肢行走较前好转，能自行拄拐慢走，夜寐安，纳可，二便调，舌质淡红，苔微黄，脉涩。

七诊：5 月 29 日，患者经治疗后语言较前改善，能吐字清晰、能清晰说 3~5 字，左下肢行走较前好转，能自行行走较前稳定，夜寐安，纳可，二便调，舌质淡红，苔淡黄，脉缓。

第十章

脑卒中的健康管理

　　脑卒中，又称"中风""脑血管意外"，是一种急性脑血管疾病，是由于脑部血管突然破裂或因血管阻塞导致血液不能流入大脑而引起脑组织损伤的一组疾病，包括缺血性卒中和出血性卒中。在我国，脑卒中发病率居首位，已成为人类死亡率最高的疾病之一，也成为我国第一位死亡原因和中国成年人残疾的首要原因。

　　脑卒中具有高发病率、高死亡率、高致残率、高复发率的特点，临床上常见半身瘫痪伴有并发症如语言障碍、吞咽障碍、认知障碍、抑郁症、肩痛等问题。

　　近20年来世界卫生组织调查的结果显示，脑卒中患者的年死亡人数约200万，年增长速度已经达到了8.7%，现我国每年用于治疗脑血管病的费用在100亿元以上，加上间接经济损失每年花费近200亿元，给国家、社会、家庭带来沉重的负担。

一、脑卒中的先兆症状

　　脑卒中的发病与平日的生活习惯息息相关，而且在发病前均有不同的症状出现，可提示患者早期诊治，降低发病率，因此健康教育对于脑卒中尤为重要。中风的先兆具体有以下表现：① 头晕，特别是突然感到眩晕，有时阵发性头晕。② 肢体麻木，突然感到一侧面部或手脚麻木，有的为舌麻、唇麻。③ 突然感到舌头僵硬，暂时性吐字不清或讲话障碍。如表达理解困难或言语含糊不清。④ 突然行走困难，平衡或协调困难。如站立或行走时不稳，上肢或下肢不协调。⑤ 突然严重的不明原因的头疼、头胀痛或刺痛。⑥ 不明原因突然跌倒或晕倒。⑦ 短暂意识丧失或个性和智力的突然变化，导致脑子里一片空白。⑧ 全身明显乏力，肢体一侧软弱无力。⑨ 连续几天打哈欠、流泪。⑩ 整天昏昏欲睡，处于嗜睡状态，食欲较差。⑪ 突然出现的单眼或双眼视觉障碍，突然眼前一阵发黑，出现视力模糊或失明。如有上述任一项症状，应提高警惕，及时到医院诊治。

二、急性期症状

脑卒中的临床表现主要为突然的头痛、头晕、恶心、呕吐、偏瘫、失语、意识障碍、大小便失禁等情况。脑出血少量出血会出现头痛、头晕、嗜睡，有偏身障碍与偏盲；大量出血会出现浅昏迷；脑干出血或者脑室出血会处于深昏迷，有中枢性的高热，呼吸心跳停止。如果出现这种症状，赶紧拨打120急救电话，脑出血患者需要进行开颅手术等采取相关的急救措施；患者可以加用中医治疗来进行辅助治疗；一般脑梗死患者溶栓的时间窗要在 4.5~6 小时，并根据患者的病况进行静脉的溶栓治疗。

三、脑卒中患者的治疗介入时机及预后

患者的中药干预可以在患者发病后即开始，前提是患者没有严重的恶心、呕吐、意识不清等情况；针灸最佳治疗时间一般在脑梗死发生24小时至1周，因为发病后24小时之内患者的生命体征还不稳定，进行针灸会加速血液循环，不利于疾病的恢复，脑出血的患者应在基本生命体征及病情稳定后进行针灸治疗。

脑卒中康复治疗的时间越早越好，最晚不超过 48 小时，在 48 小时以内可以开展康复训练。当患者病情基本稳定，神经系统症状没有再次进展时，一定要及早地开展康复训练，早期康复治疗，强调先低强度进行训练，然后逐渐增加训练的时间，增强训练的强度，在临床上主要是提倡早期进行治疗。

脑出血的患者康复训练在病情稳定 7~10 天以后开始，并且注意逐渐增加训练的强度。

四、预防措施分级管理

1. 健康宣教与筛查

以社区为基础的健康管理模式可采用发放宣传材料宣讲、社区宣传栏及健康讲座等形式，将健康行为和信息传递给大众。主要针对 60 岁以上人群，高血压、糖尿病、冠心病、心房颤动、脑动脉硬化症、颈动脉狭窄等人群分别按相关疾病社区综合防治管理手册进行干预，包括非药物干预和药物干预。

2. 对于脑卒中患者进行二级预防

积极控制脑卒中原发疾病，从源头上遏制脑卒中等慢性病的发生与发展。若有老年活动中心，可组织跳舞、画画、书法、下象棋、比赛、唱歌，调节他们的心情。以家庭为单位，构建以家庭医生对社区居民实施有效的健康管理，形成家庭健康管理模式。

3. 以医院为依托的健康管理模式

推动绿色通道中急诊科与卒中中心对接工作，使卒中患者尽早由经过专业培训的神经科医生进行诊治，医疗保险管理部门作为第三方对脑卒中专病定点准入把关。保持饮食平衡，以蔬菜、水果、瘦肉、禽、鱼、乳、蛋类、豆类等食品为主，做到主食粗细搭配要适中；限制膳食中的食盐，每日食盐量应控制在 6g 以下；还应多食新鲜的蔬菜、水果；避免过量饮酒，不吸烟、熬夜，不吃油腻食物，不吃夜宵、烧烤类，多采用蒸、煮、炖等少盐少油的烹调方式，力求减少咀嚼；练习八段锦、太极拳，多进行打羽毛球、爬山、长跑、走路等活动。

参考文献

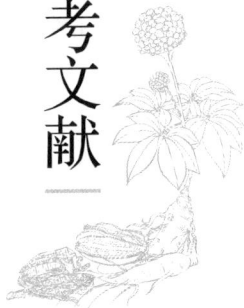

[1] 贾建平 . 神经病学 [M]. 北京 : 人民卫生出版社, 2008.

[2] 李正仪 . 神经内科手册 [M]. 北京 : 科学出版社, 2008.

[3] 何天有, 王玉明 . 华佗夹脊治百病 [M]. 北京 : 中国医药科技出版社, 2008.

[4] 徐光兴 . 临床心理学 心理健康与援助的学问 [M]. 上海 : 上海教育出版社, 2001.

[5] 石学敏 . 针灸学 [M]. 北京 : 中国中医药出版社, 2007.

[6] 赖新生 . 针灸脑病学 [M]. 北京 : 人民卫生出版社, 2006.

[7] 王茂斌 . 脑卒中的康复医疗 [M]. 北京 : 中国科学技术出版社, 2006.

[8] 贺丹军 . 康复心理学 [M]. 北京 : 华夏出版社, 2005.

[9] 吕少杰 . 神经疾病针灸疗法 [M]. 北京 : 人民卫生出版社, 2004.

[10] 谢海洲 . 脑髓病论治 [M]. 北京 : 科学出版社, 1999.

[11] 杨培君 . 脑病良方 1500 首 [M]. 北京 : 中国中医药出版社, 1998.

[12] 高维滨 . 神经病中西医治疗学 [M]. 北京 : 中国中医药出版社, 1996.

[13] 孔尧其 . 瘫痪病的针灸治疗 [M]. 北京 : 中医古籍出版社, 1993.

[14] 丛法滋 . 脑病的中医论治 [M]. 北京 : 人民卫生出版社, 1993.

[15] 高维滨 . 神经系统疾病针灸疗法 [M]. 北京 : 中国医药科技出版社, 1993.

[16] 中国中医研究院广安门医院 . 实用中医脑病学 [M]. 北京 : 学苑出版社, 1993.

[17] 张侬 . 敦煌石窟秘方与灸经图 [M]. 兰州 : 甘肃文化出版社, 1995.

[18] 何天有, 毛忠南 . 脑卒中偏瘫的康复训练与针灸治疗 [M]. 北京 : 中国中医药出版社, 2014.

[19] 励建安, 张通 . 脑卒中康复治疗 [M]. 北京 : 人民卫生出版社, 2016.

[20] 王乐亭 . 金针王乐亭 [M]. 北京 : 北京出版社, 1984.

[21] 石学敏 . 石学敏实用针灸学 [M]. 北京 : 中国中医药出版社, 2018.

［22］Lindberg P, Gäverth J, Islam M. Validation of a new biomechanical model to measure muscle tone in spastic muscles［J］. Neurorehabilitation and Neural Repair, 2011, 25（7）:617–625.

［23］Zorowitz RD, Gillard PJ, Brainin M. Poststroke spasticity:sequelae and burden on stroke survivors and caregivers［J］. Neurology, 2013, 80（3 Suppl 2）:S45–S52.

［24］Leppanen RE. Monitoring spinal nerve function with H-reflexes［J］. J Clin Neurophysiol, 2012, 29（2）:126–139.

［25］郭明远 . 表面肌电对偏瘫患者肘关节痉挛评估的应用研究[D]. 广州 : 南方医科大学, 2012.

［26］邓思宇, 卢茜, 郄淑燕, 等 . 等速测试指标与改良 Ashworth 量表用于踝痉挛评定的相关性研究[J]. 中国康复理论与实践, 2016, 22（2）:178–183.

［27］代瑞兰 . 运动再学习结合镜像疗法对脑卒中患者认知障碍的影响研究[D]. 西安 : 体育学院, 2020.

［28］Zheng Q, Zhu D, Bai Y, et al. Exercise improves recovery after ischemic brain injury by inducing the expression of angiopoietin-1 and Tie-2 in rats［J］. Tohoku J Exp Med, 2011, 224（3）:221–228.

［29］李文军, 武衡 . 星形胶质细胞与神经轴突再生 . 社区医学杂志, 2012, 10（22）:51–52.

［30］赵桂梅, 吴家幂 . 成年中枢神经发生与脑缺血再灌注损伤[J]. 神经疾病与精神卫生, 2007（5）:393–395.

［31］Särkämö T, Ripollés P, Vepsäläinen H, et al. Structural changes induced by daily music listening in the recovering brain after middle cerebral artery stroke:a voxel-based morphometry study［J］. Front Hum Neurosci, 2014, 8:245.

［32］石霞, 杨秀华, 王雪梅 . 运动再学习方法在脑卒中偏瘫康复中的应用[J]. 护理研究, 2009, 23（28）:2570–2571.

［33］郭志强, 赵爱娥, 王燕红, 等 . 运动再学习法在脑梗死所致吞咽障碍康复中的应用研究［J］. 医学综述, 2013, 19（15）:2868–2870.

［34］郭根平, 李建华, 张谦 . 早期运动再学习方案对脑卒中吞咽功能恢复的影响[J]. 中国康复医学杂志, 2005（8）:597–598.

［35］马帅 . 运动再学习疗法对脑卒中患者运动功能障碍康复疗效的 meta- 分析[D]. 济南 : 山东中医药大学, 2018.

［36］李净潜, 韩亚东, 房钢 . 运用运动再学习康复治疗脑卒中偏瘫的疗效观察[J]. 中国民康医学, 2013, 25（9）:34–35.

［37］王永慧 . 运动再学习方法干预对脑卒中后单侧空间忽略患者运动功能的影响[J]. 山东医药, 2014, 54（5）:30–31.

［38］丁潇, 张虎 . 头针联合运动再学习对卒中后患者认知障碍的影响[J]. 河北中医, 2016, 38（4）:586–588.

［39］卢君慧 . 早期运动再学习技术对卒中后抑郁症预防作用评价[J]. 中国实用内科杂志,

2013,33（S2）:25-26.

［40］陈竺.全国第三次死因回顾抽样调查报告［M］.北京:中国协和医科大学出版社,2008.

［41］中华医学会神经病学分会,中华医学会神经病学分会神经康复学组,中华医学会神经病学分会脑血管病学组.中国脑卒中早期康复治疗指南［J］.中华神经科杂志,2017,50（6）:405-412.

［42］曾庆云,谢雁鸣,王永炎,等.从古代文献探讨推拿治疗中风的源流与发展［J］.辽宁中医杂志,2011,38（3）:423-424.

［43］吴江.神经病学 第二版［M］.北京:人民卫生出版社,2014.

［44］王拥军.脑血管疾病与认知功能障碍［J］.中华内科杂志,2005（11）:872-873.

［45］胡昔权,窦祖林,朱洪翔,等.认知干预对脑卒中患者认知功能障碍的随机单盲法研究［J］.中国临床康复,2003（10）:1521-1523.

［46］李焰生.中国防治认知功能障碍专家共识［J］.中华老年医学杂志,2006（7）:485-487.

［47］王永军,孙丽丽,贾建军.老年抑郁症与认知功能障碍研究进展［J］.中华老年心脑血管病杂志,2019,21（7）:777-779.

［48］Zhu L,Fratiglioni L,Guo Z,et al. Association of stroke with dementia,cognitive impairment, and functional disability in the very old: a population-based study［J］. Stroke,1998,29（10）:2094-2099.

［49］赵黔鲁,郑华光,王拥军.血管性认知功能障碍的发生机制［J］.中国卒中杂志,2007（6）:507-510.

［50］Leblanc GG,Meschia JF,Stuss DT,et al. Genetics of vascular cognitive impairment:the opportunity and the challenges［J］. Stroke,2006,37（1）:248-255.

［51］杨丽娟,解恒革,王鲁宁,等.中老年人心理社会因素对认知功能影响的初步调查［J］.中国临床康复,2004（10）:1808-1810.

［52］郑维红,陈治卿,毕敏.老年脑出血患者认知障碍的相关性研究［J］.中风与神经疾病杂志,2001（2）:41-42.

［53］Pathak A.,Hanon O. Negre-pages L. Rationale, design and methods of the OSCAR study: observational study on cognitive function and systolic blood pressure reduction in hypertensive patients［J］. Fundamental & Clinical Pharmacology,2007,21（2）:199-205.

［54］Qiu C,Winblad B,Fratiglioni L. The age-dependent relation of blood pressure to cognitive function and dementia［J］. Lancet Neurol,2005,4（8）:487-499.

［55］Ohayon MM,Vecchierini MF. Daytime sleepiness and cognitive impairment in the elderly population［J］. Arch Intern Med,2002,162（2）:201-208.

［56］王荫华.神经心理量表在痴呆研究中的应用［J］.中国康复理论与实践,2002,8（7）:385-387.

［57］方云华,陈善佳,周小炫,等.MoCA、MMSE、NCSE 等 6 个脑卒中认知康复评价工具的使用现状调查［J］.中国康复,2014,29（1）:40-42.

[58] Lim JS, Oh MS, Lee JH, et al. Prediction of post-stroke dementia using NINDS-CSN 5-minute neuropsychology protocol in acute stroke [J]. Int Psychogeriatr, 2017, 29 (5): 777-784.

[59] Nasreddine ZS, Phillips NA, Bédirian V, et al. The Montreal Cognitive Assessment, MoCA: a brief screening tool for mild cognitive impairment [J]. J Am Geriatr Soc, 2005, 53 (4): 695-699.

[60] Popović IM, Šerić V, Demarin V. Mild cognitive impairment in symptomatic and asymptomatic cerebrovascular disease [J]. Journal of the Neurological Sciences, 2007, 257 (1): 185-913.

[61] 姜敏, 刘斌. 脑卒中患者认知障碍研究进展 [J]. 中国康复医学杂志, 2010, 25 (3): 289-292.

[62] 林晓燕, 陈翔. 缺血性脑损伤与认知功能障碍 [J]. 国际神经病学神经外科学杂志, 2008, 35 (1): 62-65.

[63] 杨华清, 刘振华. 认知功能训练用于脑卒中后认知障碍干预的探讨 [J]. 实用医学杂志, 2008, 24 (23): 4058-4059.

[64] 潘更毅, 史岩. 急性脑梗死个体化早期康复治疗的临床分析 [J]. 中国实用神经疾病杂志, 2008, 11 (2): 81-82.

[65] 张芳. 老年脑卒中认知功能障碍与 FIM 恢复的临床分析 [J]. 中国民康医学, 2007, 19 (18): 730, 738.

[66] 孙新芳, 肖桂荣, 宋建良. 老年脑卒中认知功能障碍与 ADL 恢复的临床分析 [J]. 河南实用神经疾病杂志, 2003, 6 (6): 22-23.

[67] 顾亚萍, 王凯. 认知功能障碍对偏瘫康复的影响 [J]. 中国康复理论与实践, 2004, 10 (8): 492-493.

[68] 朱建玲, 廖亮华, 陈树丹, 等. 早期康复干预对脑梗死患者功能恢复的观察 [J]. 中国康复医学杂志, 2006, 21 (7): 2.

[69] 欧阳亚涛, 唐丹, 周祖华. 计算机辅助认知康复的研究进展 [J]. 中国康复医学杂志, 2003, 18 (5): 295-297.

[70] 陈立典. 康复治疗脑梗塞认知功能障碍的临床研究 [J]. 福建中医学院学报, 2004, 14 (6): 31-33.

[71] 王明. 计算机辅助认知康复结合小组认知训练对脑卒中患者认知功能的疗效 [J]. 微循环学杂志, 2019, 29 (1): 43-47.

[72] 李思奇, 赵依双, 张玉梅. 人工智能在脑卒中后认知障碍评定与康复中的应用 [J]. 中国医刊, 2019, 54 (10): 1066-1070.

[73] De Luca R, Leonardi S, Spadaro L, et al. Improving Cognitive Function in Patients with Stroke: Can Computerized Training Be the Future [J]. J Stroke Cerebrovasc Dis, 2018, 27 (4): 1055-1060.

[74] Yoo C, Yong MH, Chung J, Yang Y. Effect of computerized cognitive rehabilitation program on cognitive function and activities of living in stroke patients [J]. J Phys Ther Sci, 2015, 27 (8): 2487-2489.

[75] 曹瀚元, 夏文广, 郑婵娟, 等. 计算机辅助认知训练对脑卒中后不同程度认知障碍康

复疗效的影响[C]//中华医学会第十八次全国物理医学与康复学学术会议论文集.
2017:182.

[76] 姜荣荣,陈艳,罗丽娟,等.一种新型认知障碍诊治系统用于卒中后认知障碍康复治疗的疗效观察[J].中国康复医学杂志,2017,32(4):414-418.

[77] 汪文静,李甲笠,张思聪,等.经颅直流电刺激的作用机制及在脑卒中康复中的应用进展[J].中国康复,2019,34(10):535-539.

[78] Cruzgonzalez P,Fong K,Chung R,et al. Can Transcranial Direct-Current Stimulation Alone or Combined With Cognitive Training Be Used as a Clinical Intervention to Improve Cognitive Functioning in Persons With Mild Cognitive Impairment and Dementia? A Systematic Review and Meta-Analysis [J]. Front Hum Neurosci,2018,12:416.

[79] 叶闰芬,余齐卫,刘毅,等. tDCS 后效应对卒中后手功能康复疗效的临床研究[J].中国康复,2018,33(4):289-292.

[80] Merzagora AC,Foffani G,Panyavin I,et al. Prefrontal hemodynamic changes produced by anodal direct current stimulation [J]. Neuroimage,2010,49(3):2304-2310.

[81] Stagg CJ,Nitsche MA. Physiological basis of transcranial direct current stimulation [J]. Neuroscientist,2011,17(1):37-53.

[82] Kuo MF,Nitsche MA.Effects of transcranial electrical stimulation on cognition [J]. Clin EEG Neurosci,2012,43(3):192-199.

[83] 魏强,陈先文,汪凯.经颅磁刺激治疗神经系统疾病的研究进展[J].国际神经病学神经外科学杂志,2011,38(5):492-496.

[84] 张俊,马将,李红,等.重复经颅磁刺激对脑卒中后认知障碍及脂代谢的影响[J].中国康复,2021,36(10):584-588.

[85] 高素荣.失语症[M].北京:北京医科大学、中国协和医科大学联合出版社,1993.

[86] 汪洁.波士顿诊断性失语症检查汉语版的测验量表—105 例患者测验结果的初步总结[J].中国康复理论与实践,1996,2(3):111-116.

[87] 陈文莉,单春雷.非侵入性脑刺激在失语症治疗中的应用[J].中华物理医学与康复杂志,2014,36(1):67-71.

[88] 唐强,张安仁.临床康复学[M].北京:人民卫生出版社,2012.

[89] 王玉龙.康复功能评定学[M].北京:人民卫生出版社,2013.

[90] 胡国恒.中医基础知识和临床诊疗实践[M].北京:科学技术文献出版社,2019.

[91] 张俊英.金针王乐亭经验集[M].北京:人民卫生出版社,2004.

参考文献